D1559207

Arun Kumar Sethi

Combatir la alergia de modo natural

ALERGIAS ALIMENTARIAS
ALERGIA AL POLVO
ALERGIAS CUTÁNEAS
ALERGIAS A LOS INSECTOS
Y ANIMALES DOMÉSTICOS
OTROS ALÉRGENOS

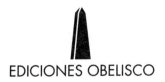

EDICIONES OBELISCO

Si este libro le ha interesado y desea que lo mantengamos informado
de nuestras publicaciones, escríbanos indicándonos qué temas son de su interés
(Astrología, Autoayuda, Ciencias Ocultas, Artes Marciales, Naturismo, Espiritualidad,
Tradición...) y gustosamente lo complaceremos.

Puede consultar nuestro catálogo en www.edicionesobelisco.com.

Los editores no han comprobado ni la eficacia ni el resultado de las recetas, productos,
fórmulas técnicas, ejercicios o similares contenidos en este libro.
No asumen, por lo tanto, responsabilidad alguna en cuanto a su utilización
ni realizan asesoramiento al respecto.

Colección Salud y vida Natural
COMBATIR LA ALERGIA DE MODO NATURAL
Arun Kumar Sethi

1.ª edición: mayo de 2008

Título original: *Combating Allergy Naturally*

Traducción: *Joana Delgado*
Maquetación: *Marga Benavides*
Corrección: *Aurelia Vigil*
Diseño de cubierta: *Enrique Iborra*

© 2007, Pustak Mahal, Delhi
(Reservados todos los derechos)
© 2008, Ediciones Obelisco, S.L.
(Reservados los derechos para la presente edición)

Edita: Ediciones Obelisco S.L.
Pere IV, 78 (Edif. Pedro IV) 3.ª planta 5.ª puerta
08005 Barcelona - España
Tel. 93 309 85 25 - Fax 93 309 85 23
E-mail: obelisco@edicionesobelisco.com

Paracas, 59 Buenos Aires
C1275AFA República Argentina
Tel. (541 - 14) 305 06 33
Fax: (541 - 14) 304 78 20

ISBN: 978-84-9777-454-3
Depósito Legal: B-11.791-2008

Printed in Spain

Impreso en España en los talleres gráficos de Romanyà/Valls S.A.
Verdaguer, 1 - 08786 Capellades (Barcelona)

Agradecimientos

P ara empezar, debo agradecer a mis editores la oportuni-
dad de dirigirme al gran público para hablar de esta
dolencia que está extendida por todo el mundo sin que todavía se conozca el remedio para curarla.

Estoy muy agradecido a los pacientes que han acudido a
nuestra clínica para tratarse de la alergia y se han beneficia-
do de los diferentes métodos alternativos. Estoy en deuda
con los siguientes expertos en terapias alternativas: Shri
R. L. Jaggi, experto en cromoterapia; Swami Ananta Bhara-
ti, en yoga; Shri N. S. Dabas, en Vastu Shastra y magnetoterapia; Ruma Banerjee, en naturopatía y fisioterapia, y el
doctor R. K. Kumar, en homeopatía.

Le agradezco de modo especial a Shri S. K. Gaba el que
me haya suministrado el material más moderno para las que
son las terapias alternativas más modernas contra la alergia.
La señora Kiran Arora ha realizado el tedioso trabajo de
transcribir, revisar y recopilar el libro.

Mi esposa, la doctora Sunanda Sethi, gran maestra en
medicina ayurvédica y reiki, ha sido una continua fuente de
inspiración para mí. Doy las gracias a mis hijos Rupal y
Mitali, sin cuya colaboración no hubiera podido terminar
este libro.

DR. A. K. SETHI

Prólogo

La alergia es la pesadilla de nuestra civilización moderna y ha llegado a adquirir proporciones epidémicas en todo el mundo. Constituye por ello uno de los más grandes retos sanitarios del siglo XXI, ya que hasta el momento no se ha encontrado ningún tratamiento efectivo. Por otra parte, la amenaza de la polución atmosférica ha contribuido también al problema de la alergia.

Se dan distintos tipos de alergias. Algunas personas son alérgicas al polvo y a los cambios de temperatura, mientras que otras lo son a ciertos alimentos o fármacos.

Dado que los tratamientos alopáticos no han podido remediar la maldición de la alergia, merece la pena intentarlo con otros tratamientos alternativos, como la medicina ayurvédica, el yoga, la homeopatía, la naturopatía, la magnetoterapia, la cromoterapia, la digitopuntura, la musicoterapia, el Vastu Shastra y el feng shui.

Me he aventurado a escribir este libro con el propósito de informar al gran público de los diferentes aspectos de la alergia y también con la esperanza de que los lectores lo encuentren útil y disfruten con su lectura. Para cualquier consulta o aclaración pueden dirigirse a los teléfonos (011) 27044226 y 9811506972 o bien escribirme a la dirección electrónica: Sethi62in@yahoo.com.

1
Qué es la alergia

Cuando mencionamos la palabra «alergia», la mayoría de nosotros la relacionamos con un «¡Aaachíss!»: estornudos, moqueo, ojos llorosos, tos... Hay gente que piensa en la alergia a los medicamentos como penicilinas, sulfamidas..., y otros la relacionan con ciertos alimentos, como leche, carne, queso...

Por desgracia, la alergia ha llegado a ser la pesadilla de la civilización moderna, y muchos de nosotros descubrimos que somos alérgicos a cosas muy diversas, entre ellas los animales domésticos, los insectos, los perfumes, los cereales, los conservantes alimentarios, el látex (material empleado en los guantes), los metales, etcétera. La alergia es también un asunto complicado y enigmático para médicos y científicos, dado que no está claro qué mecanismos la causan ni se dispone de un tratamiento satisfactorio.

Para comprender qué es la alergia, primero tenemos que entender el mecanismo que la origina. La alergia está íntimamente relacionada con nuestro sistema inmunológico, el sistema que nos protege de la enfermedad en general y de las distintas dolencias. Nuestro cuerpo está tan bien concebido, que cuando es atacado, bien por un agente invasor externo (una bacteria, un virus, una sustancia química, el calor, el frío, el viento, el agua) bien por un enemigo interno (tumores, células envejecidas), el sistema inmunológico se activa a fin de protegerlo de ese invasor.

El sistema inmunológico innato (connatural) consiste en un conjunto de barreras tales como la piel, las membranas mucosas, las enzimas y los glóbulos blancos llamados neutrófilos y su arsenal. Si el sistema inmunológico innato fracasa, el sistema inmunológico adaptativo toma el mando.

Este sistema está formado por células como los linfocitos y los monocitos y sus productos, tales como anticuerpos, citoquinas y células antígenas citotóxicas (destructoras). Este sistema no daña los tejidos corporales, sino que destruye la materia anómala (invasora). Por otro lado, recuerda los enfrentamientos con los invasores específicos, de modo que, en posteriores encuentros del receptor con esos mismos agentes, activa la respuesta inmune de manera más rápida y enérgica, evitando así la repetición de la enfermedad causada por el invasor.

En contraste con el sistema inmunológico adaptativo, en algunos individuos se da una respuesta del sistema inmunológico exagerada, es decir, hay una reacción anómala frente a sustancias invasoras que generalmente son inocuas. A este trastorno se le denomina *alergia* o *hipersensibilidad.*

Qué ocurre durante una reacción alérgica

Cuando un individuo con un sistema inmunológico hipersensible o hiperactivo se expone a un invasor (alérgeno), se desencadenan una serie de reacciones:

1. Los glóbulos blancos, a fin de combatir el alérgeno, empiezan a producir un tipo específico de anticuerpos llamados inmunoglobulina E (IgE).
2. Esos anticuerpos atacan a otro tipo de células llamadas mastocitos que se encuentran en las vías respiratorias y en el sistema digestivo, lugar por donde los alérgenos penetran en el cuerpo.
3. Los mastocitos liberan una variedad de sustancias químicas, como la histamina, la serotonina, etcétera, que producen efectos locales: estornudos, mucosidad, lagrimeo, picazón, diarrea, vómitos…, o efectos generalizados: dificultad respiratoria, descenso de la presión arterial, inflamaciones, debilidad, pérdida del conocimiento, colapsos o incluso la muerte.

Existen dos grandes diferencias entre una reacción inmunológica normal y una reacción alérgica:
1. En un individuo normal se da una reacción antígena que protege al individuo (anfitrión), mientras que en una persona alérgica la reacción del alérgeno al tejido del anticuerpo (IgE) puede dar lugar a síntomas corporales desagradables y ocasionar una dolencia.
2. En un persona alérgica el organismo no produce anticuerpos (IgE), a menos que haya estado antes suficientemente expuesto al alérgeno y durante un tiempo prolongado. Por tanto, en los casos de alergia alimentaria, la persona que ha ingerido la sustancia alimentaria (alergénica) de modo regular es más propensa a desarrollar una reacción a esa sustancia que a otra nueva y recientemente incorporada a su dieta.

Existe otro tipo de reacción alérgica que se da en individuos alérgicos y se conoce como *reacción de hipersensibilidad retardada* o *alergia celular*. En este caso, el cuerpo, en vez de producir anticuerpos IgE, produce un exceso de linfocitos por medio de la glándula timo. Ese tipo de reacción se observa cuando ciertas sustancias alergénicas entran en contacto directo con la piel. Cuando los linfocitos reaccionan para deshacerse de una sustancia extraña o de una toxina, se producen en la piel ciertos cambios que desembocan en una dolencia llamada *dermatitis de contacto*. Este tipo de reacción alérgica se observa también cuando el cuerpo rechaza órganos trasplantados.

2
Tipos de alergia

Como se ha dicho en el capítulo anterior, se dan distintos tipos de alergia en función del mecanismo de acción del cuerpo y del agente invasor (alérgeno). Los profanos en la materia lo entenderán mejor si se clasifica la alergia según el agente que la causa. Así pues, podemos clasificar la alergia del siguiente modo:

- Alergia al polvo.
- Alergia alimentaria.
- Alergia medicamentosa.
- Alergia a los insectos.
- Alergia cutánea.
- Alergias a otras sustancias.

Alergia al polvo

La alergia al polvo se refiere a los síntomas alérgicos causados por la inhalación de ciertas partículas microscópicas que se encuentran en el aire que nos rodea. Esos alérgenos (llamados también aeroalérgenos) podemos encontrarlos en el hogar, en nuestro lugar de trabajo o al desplazarnos de un sitio a otro. Entre los aeroalérgenos más comunes se encuentran:

- El polvo, el humo y los gases emitidos por vehículos, industrias y fábricas.
- Ciertas condiciones climatológicas, como un índice alto de humedad, cambios repentinos de temperatura –especialmente de frío a calor– y polución atmosférica son también factores muy determinantes en los síntomas alérgicos.
- El tabaquismo activo o pasivo, también responsable de la alergia y otros síntomas del sistema respiratorio.
- Granos de polen de diversas plantas que se encuentran en el aire, especialmente en días ventosos o lluviosos.
- Hongos y mohos de lugares húmedos que ocasionan igualmente dolencias alérgicas.
- Ácaros del polvo de las casas que se acumulan en colchones, muebles, alfombras, mantas, cubrecamas, cortinas y suelo, y que se inhalan al quitar el polvo o fregar.
- Inhalación de restos de insectos, excrementos de cucarachas, moscas, polillas, ratas, ratones, pulgas, mosquitos, etcétera.
- Alérgenos animales en forma de escamas, restos de piel, pelo o plumas de animales, como perros, gatos, vacas, caballos, ovejas, cabras, patos, etc.
- Alérgenos de diversos materiales de trabajo como sílice, amianto, plomo, níquel, carbón, algodón, lana, fibras, pinturas, barnices, resinas, maderas, formal-

dehído, insecticidas, pesticidas, tintes, productos químicos, especias, tintas de imprenta, etc...

Alergia alimentaria

Los alimentos están principalmente compuestos de proteínas, carbohidratos y lípidos. Por lo general, la mayoría de los alérgenos de los alimentos son las glucoproteínas que se encuentran en ellos.

- Alrededor de un 2 o 3 % de los niños sufren **alergia a la leche de vaca**, precisamente la alergia alimentaria más común en la infancia. Parece algo lógico, puesto que la leche de vaca es generalmente la primera sustancia extraña que consume una criatura y además el sistema inmunológico de la misma todavía no está totalmente desarrollado. La mayor parte de los niños deja de tener alergia a la leche hacia los cuatro años, mientras que las alergias alimentarias que aparecen después de esa edad suelen permanecer activas. Los mayores alérgenos de la leche son la caseína y la betalacto globulina del suero. La leche de cabra y de oveja tiene proteínas muy similares a la leche de vaca y no pueden utilizarse como sustitutos de ésta.

- La alergia a los **huevos** se observa generalmente en niños pequeños y, al igual que la alergia a la leche de vaca, desaparece con el tiempo. Los principales alérgenos son las proteínas de la clara de huevo: ovomucoide, ovalbúmina y ovotransferrina. Los huevos que no son de gallina –de pato, por ejemplo–, son muy similares a éstos y también causan alergias.

- La alergia al **marisco** es más frecuente en adultos que en niños, y suele darse más en los países donde se consume mucho pescado y marisco. Los principales alérgenos del pescado son sus proteínas, llamadas parvalbúminas, similares en todo tipo de pescado. La cocción del pescado y del marisco no elimina los alérgenos que contienen, y algunas personas pueden ser alérgicas al pescado guisado y no al pescado crudo.

- Ciertas **frutas y verduras** pueden producir también reacciones alérgicas, aunque éstas son muy leves y con frecuencia se limitan a la boca (síndrome alérgico oral). Las frutas y verduras que más comúnmente ocasionan alergias son las manzanas, los plátanos, los tomates, la soja, los guisantes y las judías. Muchos de esos alérgenos se destruyen con la cocción y pueden ser asimilados por las personas alérgicas.

- Los **cacahuetes** figuran entre los alimentos más alergénicos que existen, y a menudo ocasionan graves reacciones que pueden llevar incluso a la muerte. Se trata de un tipo de alergia que aparece en la infancia y por lo general se mantiene de por vida. Los residuos de los aceites utilizados en las comidas preparadas pueden ocasionar también reacciones alérgicas.

- Los **frutos secos de cáscara dura**, como nueces, almendras, anacardos, avellanas y pistachos, pueden causar síntomas alérgicos graves, y en ocasiones mortales. La cocción de estos frutos no destruye los alérgenos.

- Ciertos **cereales**, como trigo, cebada, centeno, avena, maíz y el arroz se asocian asimismo con la alergia. Cuantos más cereales de éstos comamos, más proclives seremos a sufrir una alergia. Es sabido que la acumulación de las proteínas de las semillas, como el gluten del trigo y otras proteínas que se encuentran en el grano para protegerlo de las bacterias y los hongos, son importantes alérgenos.

- Los **conservantes** y los **aditivos** de los alimentos, como los sulfitos, la tartracina y el glutamato monosódico, provocan también alergias alimentarias.

Alergia medicamentosa

Casi todo el mundo ha sufrido en su vida alguna experiencia desagradable provocada por un medicamento. A algunos les produce somnolencia o bien problemas de estómago, como diarrea, estreñimiento o acidez, y a otros, en cambio, les causa dolores de cabeza, vértigos… Éstos generalmente son efectos secundarios conocidos causados por la interacción o sobredosis de fármacos. Las alergias medicamentosas generalmente provocan efectos nocivos en una persona, efectos que podría no haber sufrido habiendo tomado esa misma medicina antes. El mecanismo de esos efectos se debe a la producción de la inmunoglobulina E, como en el caso de otras alergias. Por lo general, las personas que sufren alergia medicamentosa tienen una historia familiar de alergias y quizá también sufren alergia al polvo y alergia alimentaria.

Los fármacos que suelen causar alergia son los siguientes:

1. El grupo de las penicilinas y las cefalosporinas.
2. La insulina.
3. Las vacunas como la DPT (difteria, tos ferina y tétanos), la de la gripe, la del tétanos, la MMR (sigla inglesa de la triple vírica: sarampión, paperas y rubeola) y la de la varicela.
4. Las sulfamidas.
5. Los contrastes intravenosos, los tintes que se utilizan en las pruebas como la TC (tomografía computerizada), la RMN (resonancia magnética), la PIV (pielografía intravenosa), etc.

6. La aspirina y otros analgésicos.
7. La anestesia local y general.

Alergia a los insectos

Normalmente, las picaduras de insectos producen un dolor leve y pasajero y una pequeña inflamación en la zona de las picaduras. En las personas sensibles a este tipo de picaduras, las reacciones alérgicas suelen consistir en reacciones locales de mayor envergadura, así como síntomas generalizados que van de respuestas leves a mortales.

Los insectos que generalmente causan reacciones alérgicas son los siguientes:

- Abejas, abejorros, abejas de miel.
- Avispas, avispones, tábanos.
- Hormigas.
- Mosquitos.

El riesgo de las picaduras de insectos es mayor en verano y en época de lluvias, y también se producen al aire libre. La incidencia es mayor en zonas poco higiénicas, en bosques, praderas y acuíferos. La ropa ligera y holgada puede atraer a los insectos, que acuden a los colores brillantes y los estampados florales, los perfumes, las lociones, los suavizantes y los cosméticos para el cabello.

Alergia cutánea

Algunos jabones, detergentes, perfumes, cosméticos, tintes y demás productos de uso cotidiano producen reacciones alérgicas. A estas reacciones se les llama alergias de la piel o alergias cutáneas. Los efectos alérgicos son más frecuentes allí donde la piel es más fina, como párpados, lóbulos y genitales, siendo menos frecuentes en las palmas de las manos y las plantas de los pies.

En la tabla siguiente se enumeran distintas sustancias alergénicas y focos, o lugares donde pueden encontrarse:

Sustancias alergénicas	Focos
Plantas	Hiedra venenosa, roble venenoso, crisantemos, tulipanes, palisandros
Níquel	Bisutería, relojes, remaches de vaqueros, cierres de ropa interior
Caucho / látex	Guantes, preservativos, ropa, zapatos, cubiertas
Resinas	Escayolas, adhesivos, selladoras, nitrocelulosa
Polímeros	Adhesivos, pinturas, superficies plásticas
Lanolina	Cosméticos, cremas, pomadas, lociones, jabones
Parafenilendiamina	Tintes para el cabello, champús, acondicionadores
Bálsamo de Perú	Perfumes, frutas cítricas
Neomicina	Pomadas, cremas, colirios, lociones
Furazolina	Ungüento de furacina
Dicromato de potasio	Cementos, industria química
Timerasol	Conservantes de cosméticos, gotas para nariz y oído

Otras alergias

Alergia al sol

Hay muchas personas alérgicas al sol que sufren erupciones cutáneas (dermatitis) a los pocos minutos de exponerse a la luz solar. Los rayos solares ultravioletas desencadenan reacciones alérgicas en la piel. A veces, las sustancias utilizadas en la cosmética, como protectores solares, cremas hidratantes, protectores capilares y bases de maquillaje aceleran la alergia solar.

Alergia a los animales domésticos

Se ha observado que muchas de las personas que sufren alergia al polvo o a algunos alimentos y tienen animales en su casa, desarrollan también la alergia a esas mascotas. Los perros y los gatos son unos animales adorables y fieles, y millones de personas los tienen en sus hogares. La mayoría de la gente juega con sus mascotas, las baña o incluso duerme con ellas en la misma habitación sin ningún problema. Pero algunas personas, cuando entran en una habitación donde se encuentra cualquiera de estos animales domésticos inmediatamente empiezan a estornudar; son individuos que tienen alergia a las mascotas. Los alérgenos de los perros son las células epiteliales muertas, de su piel o de su pelo y, en los gatos, son los restos de grasa de la glándula sebácea, situada en la base de la cola. El pelo o las plumas de los animales, ya sean perros, ovejas, cabras, patos u otras aves, producen también reacciones alérgicas. La orina, la saliva y las bacterias de todos esos animales pueden asimismo causar alergia.

3
Efectos de la alergia en el cuerpo

Alergia al polvo

La alergia al polvo comprende los síntomas alérgicos causados por las partículas que se encuentran dispersas en el aire: granos de polen, polvo, restos de insectos, hongos y mohos, humo, tanto en el exterior como en el interior de las viviendas, así como también polución, cambios climáticos, virus y bacterias.

Esas partículas del aire pueden afectar a diferentes partes del cuerpo: nariz, oídos, fosas nasales, pulmones y ojos.

Alergia nasal o rinitis alérgica: Las personas con este tipo de alergia sufren estornudos, picores, taponamiento nasal y moqueo. Hay quien además se ve aquejado de lagrimeo, picor e irritación de ojos; mientras que otros tienen dolores de cabeza, malestar general, fatiga e irritabilidad. Con el paso del tiempo, la secreción nasal se reseca y penetra en la garganta, lo que ocasiona irritación y tos. Las últimas investigaciones al respecto indican que muchos niños con este tipo de alergia tienen bajo rendimiento en sus estudios y acaban incurriendo también en absentismo escolar.

Sinusitis alérgica: Los senos paranasales son unas cavidades en torno a la nariz que a menudo están llenas de aire. Esta afección genera un fuerte dolor de cabeza en la región frontal e inflamación alrededor de la nariz, especialmente por la mañana. Produce mucha mucosidad, que puede ser amarillenta o verdosa. Pueden producirse asimismo estornudos, picor de nariz y dolor de garganta. Algunas personas se quejan de pérdida de olfato y de gusto. De no tratarse estos síntomas, puede sobrevenir fiebre debida a una infección bacteriana.

Síntomas alérgicos en oídos y garganta: La alergia al polvo puede llegar a afectar a la trompa de Eustaquio (en el oído) y a la garganta. Los niños con alergia suelen quejarse de dolor fuerte en un oído, generalmente a primera hora de la mañana. Estos niños suelen estar irritados, tener fiebre y, ocasionalmente, sufrir nauseas, vómitos y diarrea.

En el caso de la alergia en la garganta, la sensación de dolor en esa zona es muy aguda, especialmente al ingerir sólidos. Suele acarrear tos seca, y a veces fiebre y sensación de náuseas.

Síntomas alérgicos en los ojos: El picor de ojos es característico de este tipo de alergia, y puede durar varias horas o varios días, junto con un lagrimeo leve o abundante. La mayoría de los alérgenos medioambientales originan síntomas alérgicos en ambos ojos. En ocasiones origina también dolores oculares agudos y persistentes e hinchazón de ambos párpados.

Asma alérgica: Generalmente, la alergia al polvo afecta a los pulmones y produce lo que se denomina asma alérgica. Las personas que la sufren suelen tener episodios frecuentes durante los que emiten pitidos o silbidos agudos al respirar, sienten una especie de opresión en el pecho y tienen tos, especialmente por la noche o a primera hora de la mañana. Hay quien tiene problemas para respirar incluso estando quieto. Estos síntomas pueden agudizarse y en algunos casos es necesario recurrir a nebulizadores. El asma, una enfermedad genética, está asociada a otros tipos de alergia, especialmente a las alergias cutáneas. Por lo general, uno de los padres del paciente sufre algún tipo de alergia. Se trata de una dolencia más común e intensa en la infancia, pudiendo permanecer latente o bien desaparecer en edad adulta. Los cambios atmosféricos, especialmente el tiempo lluvioso o húmedo, desencadenan asma alérgica en las personas más sensibles a los alérgenos.

Alergia alimentaria

La **alergia alimentaria** es la respuesta inmunológica que sigue a la ingestión de ciertos alimentos, mientras que la **intolerancia alimentaria** es la reacción a alimentos contaminados o en mal estado, así como a ciertos alimentos crudos o indigestos, a la falta de enzimas digestivas o a razones de tipo psicológico.

Las reacciones alérgicas a los alimentos son por lo general muy rápidas, aparecen al cabo de una hora (a veces incluso a los pocos segundos) de la ingesta, aunque en algunos casos no llegan a aparecer hasta cuatro horas más tarde. Estas reacciones pueden mostrarse en la zona bucal, en el sistema digestivo, en el aparato respiratorio, en los ojos o en todo el cuerpo.

Los siguientes suelen ser los síntomas de alergia alimentaria:

- En la zona bucal, se origina comezón e hinchazón de labios, lengua, paladar y garganta. En ocasiones, estos síntomas están asociados a la ingesta de diversas frutas y verduras. Los pacientes que sufren rinitis a causa de la alergia a la ambrosía pueden sufrir ese mismo síntoma ingiriendo melones y plátanos. A los pacientes sensibles al polen del abedul les puede suceder lo mismo si toman patatas crudas, zanahorias, apio, manzanas y avellanas. Los síntomas suelen desaparecer rápidamente.

- En el sistema digestivo las reacciones alérgicas aparecen a los pocos minutos –aunque a veces pueden tardar hasta dos horas– de haber tomado el alimento que las ha producido. Los síntomas son nauseas, vómitos, calambres abdominales, inflamaciones y diarreas.

- En el aparato respiratorio, las personas que sufren alergia alimentaria tienen picores de nariz, estornudos, moqueo, pitidos y dificultad en la respiración, cambios de voz y tos. La inhalación de un alérgeno mientras se está cocinando o manipulando algún alimento puede acarrear graves problemas de asma.

- Hay personas que sufren inflamación, lagrimeo e irritación de ojos.

- La piel es uno de los blancos de la alergia alimentaria. El síntoma alérgico más común en la piel es el sarpullido (también llamado urticaria), el cual generalmente aparece a los pocos minutos de haber consumido algún alimento alergénico. Este tipo de reacciones cutáneas suele remitir al cabo de pocos días. Algunas personas presentan ronchas con escamas que suelen tener recidivas y estar relacionas con el asma y la alergia nasal.

- Hay personas con alergia alimentaria que sufren una especie de colapso: les baja la presión arterial y las pulsaciones, tienen taquicardia, y pueden llegar a morir. A menudo, los pacientes con alergia a los cacahuetes pueden también llegar a sufrir un desenlace fatal.

Alergia a los medicamentos

La alergia a los fármacos suele desencadenarse por medio de dos mecanismos: la reacción producida por la inmunoglobulina E y la alergia celular (la hipersensibilidad de las células T). En el caso de la primera reacción, la exposición tiene que haber durado un tiempo suficiente para generar las inmunoglobulinas y en muchos casos una primera exposición no produce alergia. Los síntomas y reacciones de este tipo de alergia no se asemejan a los efectos farmacológicos conocidos de los medicamentos o de la enfermedad tratada. Hoy en día, la alergia a la penicilina es la alergia medicamentosa más conocida. La alergia celular se manifiesta en la mayoría de los casos en forma de alergia cutánea a las ortigas, al esparadrapo y a diferentes cremas y linimentos.

Alergia a la insulina: la insulina es la hormona humana más ampliamente utilizada en el tratamiento de la diabetes y está asociada a las reacciones alérgicas por su naturaleza proteica. Del 5 al 10 % de los enfermos muestran una reacción a la insulina en el punto de inyección, zona donde sienten dolor, sufren hinchazón y picor, pudiendo darse una inflamación que persiste muchos días. En algunas personas el picor se extiende por todo el cuerpo, se producen cambios en la tensión arterial, en el sistema respiratorio y en el aparato digestivo.

Alergia a la penicilina: muchas personas sufren alergia a la penicilina: se han dado casos de inyecciones de penicilina, sobre todo las administradas por vía intravenosa, que han desembocado en resultados fatales. Es preciso realizar pruebas cutáneas con penicilina en todos los casos, incluso en las personas que ya han recibido anteriormente una inyección de penicilina sin haber tenido reacción alérgica alguna. Aquellas que son alérgicas a las inyecciones de penicilina lo son siempre a las penicilinas orales, como la ampicilina, la amoxicilina y a la familia de las cefalosporinas (cefalexina, cefadroxilo, etcétera). Sin embargo, estas reacciones alérgicas son más leves y de ningún modo mortales.

Alergia a la sulfamida: la alergia a la sulfamida también es muy común, si bien las reacciones que desencadena no son siempre mortales.

Alergia a la aspirina: después de la penicilina, es la segunda causa de alergia medicamentosa. Las personas que sufren alergia asmática o rinitis alérgica, cuando toman aspirina para combatir la fiebre, el dolor corporal o dolor de cabeza, experimentan un agravamiento de los síntomas. Estos síntomas se manifiestan al cabo de dos a tres horas de tomar la aspirina, en forma de un aumento del moqueo, irritación ocular, tos, sensación de ahogo y dolor de cabeza. En algunas ocasiones se siente picor en todo el cuerpo, mientras que en otras puede darse inflamación, dolor abdominal, caída de tensión arterial y ronquera.

Alergia a los anestésicos
Las personas que tienen que enfrentarse a una operación de mayor o menor importancia tienen que recibir anestésicos

generales o locales a fin de evitar el dolor durante la intervención. Algunos pacientes son alérgicos a los anestésicos. Los síntomas a veces son controlables, como dolor e hinchazón en el lugar donde se aplica la anestesia, caída de tensión arterial, aumento del ritmo cardiaco, prurito cutáneo, dificultad respiratoria, dolor abdominal, pero a veces pueden ser mortales.

Alergia a las vacunas

Las vacunas se utilizan para prevenir diversas enfermedades. Hay muchas personas alérgicas a las vacunas debido a los ingredientes que contienen.

- Dada la presencia de proteína de huevo en las vacunas, hay personas alérgicas a las vacunas de la fiebre amarilla y de la gripe.
- El contenido de mercurio utilizado como conservante desencadena alergias a la vacuna DPT (difteria, tos ferina y tétanos) y a la HIB (*Haemophilus influenzae* tipo B).
- La presencia de ciertos antibióticos en las vacunas MMR (triple vírica), la de la varicela y la VOP (vacuna oral contra la polio) también causa alergias.
- La gelatina contenida en la vacuna MMR y en la de la varicela origina asimismo alergias.
- La presencia de agentes infecciosos en la vacuna contra el tétanos puede producir alergia.

Antes de administrar cualquiera de las vacunas mencionadas, debe realizarse una prueba para prevenir posibles alergias.

Alergia a los contrastes y a los tintes intravenosos

Para el tratamiento de algunas enfermedades, a fin de tener una imagen más clara de la dolencia, se inyectan en la sangre algunos tintes o contrastes. Dichos contrastes se emplean para realizar pruebas como tomografías computerizadas, imágenes de resonancia magnética, pielografías intravenosas y otras. A veces, entre un 5 y un 8 % de pacientes sufren reacciones alérgicas en forma de trastornos renales, pulmonares o cardiacos, que en algunos casos pueden llegar a tener un resultado fatal. Por tanto, para evitar reacciones adversas, hay que realizar unas pruebas previas con estos contrastes, o bien optar por pruebas alternativas.

Alergia a las picaduras de insectos

Hay insectos cuyas mordeduras o picaduras pueden producir efectos alérgicos locales o generales. Normalmente, en la zona de la picadura se observa inflamación, dolor, quemazón, rojez e hinchazón. Esta reacción está causada por diversos componentes químicos contenidos en la saliva o en el veneno del animal. La reacción puede durar entre unas cuantas horas y unos cuantos días en personas de piel sensible.

En los individuos alérgicos, la inflamación es mayor y se llega a extender por toda la zona afectada. La inflamación y el dolor pueden afectar también a los ganglios linfáticos de muslos y brazos.

A veces, la picadura se infecta, se forma pus y esto produce fiebre. En casos graves puede haber irritación de garganta, sensación de ahogo, tos, vértigo, caída de tensión arterial y pérdida de conocimiento. En comparación con los adultos, los niños son menos propensos a experimentar alergias graves de este tipo. Tras varias picaduras sin consecuencias, pueden desarrollarse alergias graves a las picaduras de insectos.

En la India, la alergia a las picaduras de mosquitos es la más común de las alergias de esta categoría, pero los resultados raramente son mortales.

Alergias cutáneas

Las alergias cutáneas afectan al menos a un 15 % de la población en general en algún momento de la vida, siendo el tipo de alergias que menos responde a los tratamientos. A menudo, los pacientes van de un médico a otro con la esperanza de encontrar a algún especialista extraordinario que sea de capaz de identificar la causa, eliminar al agente causante y liberarlos de esta dolencia.

Las alergias cutáneas pueden presentarse de tres formas:

- Dermatitis atópica.
- Dermatitis de contacto.
- Urticaria atópica.

La **dermatitis atópica** tiene lugar en la primera infancia, en un 90 % de los casos antes de los cinco años de edad. Se caracteriza por la aparición de ronchas grandes y rojas, con gran picor, en el pliegue de los brazos, las corvas (parte opuesta de la rodilla), las mejillas, el cuero cabelludo, la nuca y el tronco. Esta dolencia suele presentar recidivas, repitiéndose especialmente en verano y con tiempo lluvioso. Las personas de carácter nervioso o arisco suelen más propensas a este tipo de alergias. La alergia puede afectar también a los ojos y producir picor, quemazón y lagrimeo que nublan la visión. Esta dermatitis se asocia con frecuencia a las alergias a alimentos como leche, huevos, cacahuetes, soja, trigo, pescado; y a los frutos secos como nueces, anacardos… En muchos de estos casos, el polvo de la casa y el pelo de los animales son agentes alergénicos transmitidos por el aire.

La **dermatitis de contacto** comprende diversos tipos de alergia cutánea producidos por la exposición directa a ciertas sustancias externas. Los alérgenos más comunes son plantas como la hiedra venenosa, la ambrosía, los tulipanes, el palisandro, el pino; y los metales, los productos químicos, resinas, medicinas y perfumes. Las zonas del cuerpo expuestas al aire libre, especialmente las manos y la cara, son las más frecuentes y al mismo tiempo las únicas que sufren dermatitis de contacto. En las manos, la alergia es más común entre los dedos y en el dorso que en la palma.

La dermatitis atópica de los párpados se produce casi siempre a causa de los cosméticos que se aplican en otras partes del cuerpo, como las uñas y el cuero cabelludo, y no de los que se aplican directamente. Los champús, los acondicionadores y vaporizadores para el cabello, los geles, rizapestañas (níquel) y los pañuelos de papel que contienen perfumes, formaldehído o cloruro de benzalconio causan dermatitis en los párpados. El rostro puede verse afectado por cremas hidratantes, protectores solares, bases de maquillaje, polvos talco, esponjas de goma, máscaras, globos, juguetes, etcétera.

La piel del cuello puede reaccionar irritándose debido a los productos químicos utilizados en preparados para el rizado del cabello, tintes, champús, acondicionadores y perfumes. La sensibilidad a las lacas de uñas se manifiesta más a menudo en forma de eccema en el cuello que no como dermatitis en las manos. Las personas sensibles al níquel suelen tener reacciones alérgicas a causa de un collar o una cremallera. Los desodorantes pueden provocar dermatitis en las axilas, mientras que ciertas prendas de ropa originan alergia en las zonas circundantes. Los geles de afeitar, las lociones para después del afeitado y las cremas depilatorias, y a veces también las cremas de afeitar, las cremas hidratantes y las medias elásticas, pueden ocasionar dermatitis de contacto en las piernas.

La zona anogenital también es propensa a desarrollar dermatitis de contacto debido a una serie de agentes alérgicos presentes en cremas antibióticas, lociones, ungüentos, perfumes empleados en el papel higiénico, jabones, preservativos, diafragmas y laxantes, antibióticos administrados por vía oral, e incluso especias.

La **urticaria atópica** se asocia a menudo con manchas rojas o sarpullidos más o menos extensos que aparecen en distintas partes del cuerpo debido a sustancias alergénicas, como por ejemplo hinchazón de labios, o manchas y sarpullidos en la frente.

Alergia al sol

En la jerga médica se denomina **dermatitis de fotocontacto**. Este tipo de alergia se observa en individuos que disponen de un mecanismo intrínseco que absorbe los rayos ultravioletas del sol a través de la piel y los tejidos subcutáneos, y se manifiesta en las partes del cuerpo expuestas al sol, como la cara, el cuello, el dorso de la mano y el antebrazo. Son zonas claramente delimitadas que quedan expuestas a la insolación y donde suelen observarse alteraciones cutáneas típicas.

Alergia a los animales domésticos

La mayoría de las personas que conviven con animales domésticos no tienen problemas de salud asociados a estos animales, pero algunos individuos, cuando entran en una habitación donde hay un perro o un gato, empiezan de pronto a estornudar, se les humedecen los ojos y les moquea la nariz. Se dice de ellos que son alérgicos a los animales, aunque en realidad la causa principal de su reacción alérgica es la presencia de restos –los llamados detritos– y escamas de piel muerta suspendidos en la habitación donde se halla el animal. Normalmente, el problema se agrava cuando se cepilla al animal, se elimina el polvo o se limpia su cajón de arena. Además, si el animal duerme sobre una cama o sobre unos cojines, la reacción alérgica es más fuerte por la noche o por la mañana. En el caso del gato, el alérgeno se encuentra bajo la piel y cerca de la base del rabo, y se denomina Fel d1. Este alérgeno está presente en la secreción seca de las glándulas sebáceas y, debido a su reducido tamaño y escaso peso, se traslada fácilmente a la ropa, la alfombra y el mobiliario o de persona a persona.

4

Indicios y síntomas de la alergia

≈

La alergia es un fenómeno muy complejo y todavía no se ha llegado a comprender del todo. Sus síntomas se asocian a menudo a un tipo determinado de alergia, y a veces pueden ser vagos e inverosímiles. Describiremos cada tipo de alergia a partir de ejemplos concretos.

Alergia al polvo

Cada vez que llovía, al despertarse por la mañana, Sania empezaba a estornudar de forma incontrolada. Tenía los ojos llorosos, rojos e irritados, y la nariz le moqueaba sin cesar. Por la tarde se quejaba de picor en la garganta y a la mañana siguiente tenía una tos fuerte e incluso fiebre. Cuando Sania consultó al médico, éste le indicó que tenía alergia al polvo, la cual se agrava habitualmente cuando el tiempo es húmedo.

Atendiendo a este ejemplo concreto, los síntomas de la alergia al polvo son muy claros. Además de los síntomas descritos, algunas personas se quejan de picor de ojos, nariz y oídos, un indicio muy significativo de la alergia al polvo. A veces se produce también dolor de cabeza y de todo el cuerpo, malestar, fatiga e irritabilidad. Cuando la alergia al polvo afecta a los pulmones, se denomina **asma alérgica**. En este caso, los síntomas más comunes son: dificultad respiratoria, falta de aliento o silbidos al respirar, tos con esputos y una sensación de opresión en el pecho. Algunos de estos individuos también pueden presentar signos de alergia cutánea y ser además alérgicos a la aspirina.

Alergia alimentaria

En Estados Unidos, entre el 6 y 8 % de los niños y el 1 y 2 % de los adultos sufren alergia a los alimentos. Alrededor del 15 % de la población en general piensa que puede ser alérgica a algún alimento. La mayoría de las reacciones alérgicas a los alimentos se manifiestan en el primer año de vida.

> *La señora Batra observó que cada vez que le daba a Rohan un trozo de pizza con queso y helado de chocolate, él se quejaba después de dolor de estómago y de cabeza y se mostraba muy irritable y fatigado durante un par de días. Cuando consultaron a un gastroenterólogo, éste les indicó que los causantes podrían ser el queso y el chocolate. A Rohan le diagnosticaron, pues, una alergia alimentaria.*

El factor más importante en el caso de la alergia alimentaria es que sus efectos no se circunscriben necesariamente al aparato digestivo, sino que también pueden manifestarse en otras partes del cuerpo. Algunas personas con alergia alimentaria pueden sentir picazón e hinchazón alrededor de los labios y la lengua tras la ingesta de estos productos: melón, plátanos, zanahorias, apio, manzanas, avellanas y patatas crudas. A menudo estos síntomas pueden ser muy leves o pasar inadvertidos y desaparecer sin necesidad de medicación. En otros casos pueden darse náuseas, vómitos, dolor o retortijones de estómago y diarrea a los pocos minutos –a veces a las dos horas–, de ingerir los alimentos que ocasionan la alergia. Algunas personas tienen picor, enrojecimiento y lagrimeo de los ojos, y otras sufren ataques de estornudos, mocos, tos, ronquera y dificultades de respiración. La irritación cutánea es un efecto muy común de la alergia alimentaria al pescado, los frutos secos, en particular los cacahuetes. En un escaso número de individuos la alergia alimentaria puede tener efectos mortales a los que ha precedido debilidad, hipotensión arterial y colapso.

Alergia medicamentosa

El tipo de alergia a los medicamentos varía en función del fármaco administrado, la vía de administración (oral, intramuscular o intravenosa), la dosis y la susceptibilidad alérgica del paciente. A continuación se describen los síntomas de las reacciones alérgicas a algunos medicamentos.

La alergia a la **insulina** se manifiesta a menudo en forma de leve picazón, hinchazón y dolor en el punto de inyección, que puede decaer al cabo de una hora de haber sido administrada. En algunas personas la alergia puede ser grave, produciéndose picor en todo el cuerpo e inflamación; el dolor puede persistir durante más de dos semanas.

Entre las principales manifestaciones de la alergia al **látex** figuran el picor e hinchazón de la zona bucal tras una revisión dental o después de hinchar globos; picor e hinchazón local tras una exploración vaginal o rectal, o después de utilizar preservativos; y también se da comezón en las manos después del contacto con cualquier sustancia que contenga látex.

Los individuos con alergia a la **aspirina** suelen experimentar mocos, estornudos, irritación ocular, respiración sibilante y tos, como en la sinusitis o el asma. Algunas personas pueden desarrollar problemas cutáneos, ronquera, dolor abdominal e hipotensión arterial. La alergia a otros medicamentos, especialmente a las **inyecciones intravenosas** y a los **agentes anestésicos**, puede a menudo tener efectos letales en individuos alérgicos, por lo que es conveniente administrarles una dosis de prueba antes de aplicar la definitiva.

Alergia a los insectos

Cuando Menakshi Subramaniam dio a luz a su primer hijo, todo el mundo estaba la mar de contento. Era un bebé tan bonito que todos los vecinos acudían a verlo cuando volvían a casa del trabajo. De pronto, una mañana, Menakshi vio que por toda la cara y el cuerpo del niño había profusión de manchas rojas, y se echó a llorar desconsoladamente. Su marido llamó de inmediato al pediatra, el doctor M. K. Sharma, para que dictaminara el caso. El médico los tranquilizó diciendo que no se trataba más que de una alergia producida por picaduras de mosquitos y que debían utilizar una mosquitera y un producto repelente a los insectos a fin de proteger al bebé.

Las reacciones normales a las mordeduras y picaduras de insectos se limitan a picores, quemazón, dolor, enrojecimiento y leve hinchazón de la zona afectada. En las personas alérgicas la hinchazón sigue aumentando al cabo de seis u ocho horas y puede abarcar una zona más amplia, con fuerte dolor e inflamación. Hay quien tiene dificultad respiratoria, dolor de pecho, tos e hipotensión arterial y puede caer en un estado de conmoción. Los niños son menos propensos que los adultos a mostrar síntomas graves.

Alergia cutánea

Rita se puso muy contenta cuando su marido le regaló un hermoso reloj de pulsera de titanio para su cumpleaños. Lo llevó a la oficina y lo mostró orgullosa a todos sus compañeros. Al volver a casa notó un picor fuerte en la muñeca. Al quitarse el reloj, observó que tenía la muñeca totalmente enrojecida e inflamada. Cuando consultó al médico, supo que se trataba de una alergia cutánea debida al níquel de la pulsera de acero inoxidable.

La alergia cutánea, como se ha indicado anteriormente, es de dos tipos: dermatitis atópica y dermatitis de contacto.

En la **dermatitis atópica** se produce fuerte picor e inflamación; es una afección crónica que se reproduce periódicamente. En niños menores de dos años, esta alergia se manifiesta en la cara y en la parte externa de rodillas y codos; en niños mayores de esa edad y en adultos, se observa en el interior de los brazos y en las corvas. Otras características asociadas a esta dolencia son: fenómenos alérgicos en otros miembros de la familia, edad temprana, factores ambientales y emocionales, prurito asociado al sudor, e intolerancia a la lana y a otros materiales irritantes.

En la **dermatitis de contacto**, las zonas expuestas del cuerpo, especialmente las manos y la cara, son las que se ven afectadas más a menudo, y a veces de modo exclusivo. Las partes donde la piel es más fina, como párpados, lóbulos y zona genital, son las más vulnerables; mientras que las zonas donde la piel es más gruesa, palmas de las manos y plantas de los pies, son las más resistentes. Los párpados son objetivo predilecto de la dermatitis de contacto debido a su frecuente exposición, su mayor susceptibilidad a los agentes irritantes y alergénicos y también a que nos los frotamos frecuentemente con los dedos. Los párpados se ven afectados generalmente más por los cosméticos empleados en otras zonas del cuerpo, como uñas y cuero cabelludo, que por productos aplicados directamente en esa zona. De un modo similar, la alergia al esmalte de uñas afecta a menudo en mayor medida al cuello que a las manos.

Alergia a los animales domésticos

El señor Arora se percató de que cada vez que entraba en el dormitorio estornudaba y le moqueaba la nariz. Esto no le sucedía hallándose en otras habitaciones de la casa. Cuando acudió al doctor Chaula, su médico de familia, éste le dijo que todo se debía a la llegada de un nuevo miembro a la casa: Lucy, el bonito cachorro de Pomeranian. Arora tenía alergia al animal de modo que, en cuanto instalaron a Lucy en una caseta fuera de la vivienda, el problema desapareció.

Muchas personas optan por tener a los animales domésticos dentro de casa, pero algunas de ellas presentan reacciones alérgicas a estos animales. Los síntomas asociados a la alergia a los animales domésticos suelen ser mucosidad, picazón y enrojecimiento de ojos, hinchazón de párpados, dolor de cabeza y ronquera. En algunas personas puede desencadenarse un ataque de asma cuando entran en contacto directo con su mascota, y se quejan de opresión torácica, falta de aliento, respiración sibilante y tos. Estos fenómenos pueden ser a veces muy graves y precisan atención médica.

Alergia solar

La piel de algunos individuos es alérgica a los rayos ultravioletas del sol. En estas personas se observa una especie de eccema en las zonas del cuerpo expuestas al sol, como antebrazos, dorso de las manos, cuello y cara. Son sarpullidos bien delimitados y no aparecen nunca en zonas del cuerpo protegidas por la ropa.

5
Complicaciones de la alergia

～

La alergia se asocia también a varias complicaciones que pueden perjudicar el organismo de los pacientes. Los niños se ven más afectados por las complicaciones debido a la debilidad de su sistema inmunitario, y esto repercute asimismo en la asistencia y el rendimiento escolar. Estas complicaciones se clasifican en función del tipo de alergia, a fin de facilitar su comprensión.

Alergia al polvo
Si no se lleva a cabo una prevención adecuada y un tratamiento temprano de la alergia al polvo, ésta puede acarrear graves complicaciones. Existen determinados espacios vacíos que rodean la cavidad de la nariz, las denominadas fosas nasales, que suelen estar llenos de aire y contribuyen a la ventilación y atemperación de la nariz y las zonas circundantes. Algunas personas alérgicas al polvo experimentan una infección en dichas cavidades o senos, la llamada sinusitis, que va acompañada de cefalea frontal y dolor y opre-

41

sión facial. De no ser tratada, la infección provoca fiebre y genera una mucosidad amarilla de olor nauseabundo que puede penetrar en la garganta y provocar ronquera acompañada de tos y fiebre. A veces, la infección puede afectar a los oídos, provocando dolor de oídos, falta de audición e incluso supuración. Asimismo, se observan infecciones oculares en algunas personas que sufren enrojecimiento e hinchazón de ojos y, en algunos pocos casos, se dan complicaciones que afectan a la córnea y perturban la visión. En algunos casos, puede llegar a producirse un ataque grave de asma, con apnea, dificultad para tumbarse, fatiga, debilidad e hipotensión arterial.

Alergia alimentaria
A veces determinados alimentos –como cacahuetes, pistachos, anacardos, nueces, clara de huevo, leche, semillas de mostaza, marisco, etc.– pueden provocar en personas sensibles problemas pulmonares y cardiacos, e incluso la muerte.

Alergia medicamentosa
En algunos casos, este tipo de alergia puede afectar a los pulmones, el corazón, los riñones y el cerebro y dar lugar a reacciones mortales o muy graves. La alergia al látex, a veces, también puede ser mortal en personas sensibles.

Picaduras de insectos
Las picaduras de insectos en la lengua o la boca pueden ser muy peligrosas pues, si comprimen las vías respiratorias, provocan opresión torácica, problemas respiratorios y tos, fenómenos que se dan entre el 50 y el 60 % de los pacientes. El 30 % de los adultos puede sufrir vértigo o pérdida de conciencia, o incluso la muerte.

Alergia cutánea

Los pacientes de dermatitis atópica son propensos a contraer infecciones bacterianas, víricas o fúngicas. A menudo se ven afectados los ojos y, en ocasiones, pueden producirse deformaciones de la córnea y cataratas.

Alergia a los animales domésticos

Las personas alérgicas a los animales domésticos pueden experimentar graves ataques de asma cuando arreglan o limpian la caja de arena del animal, quitan el polvo o pasan el aspirador. Si el perro o el gato duerme en la cama o sobre la almohada junto a su amo por la noche, la reacción puede agravarse a altas horas de la noche o de madrugada.

6

Efectos de los cambios estacionales en la alergia

~

La meteorología desempeña un papel muy importante en los casos de alergia. La interacción de la temperatura, la humedad y la presión barométrica influye en gran medida en el origen y en el agravamiento de los síntomas alérgicos. Al parecer, las afecciones alérgicas, en particular el asma, se ven afectadas negativamente por la humedad, los cambios bruscos de temperatura (sobre todo de calor a frío) y las caídas de la presión barométrica.

La alergia al **polvo** suele depender bastante de la estación en que polinizan los árboles, época en que producen los granos de polen alergénicos. En los días en que sopla el viento, estos granos de polen se desplazan en el aire y se expanden en el ambiente. Los individuos sensibles a ellos, al inhalarlos, experimentan síntomas alérgicos. En días lluviosos y ventosos, las partículas contaminantes y otros elementos alergénicos quedan suspendidas en el aire. Los hongos y mohos se trasladan del mismo modo cuando el tiempo es lluvioso. El aumento de la humedad en esos días es asimismo responsable del agravamiento de los síntomas de alergia tanto en pulmones, ojos, oídos, nariz y garganta, como en la piel. El tiempo caluroso y húmedo también es responsable de alteraciones de los alimentos por fermentación, de la proliferación de poblaciones de mosquitos, moscas y otros insectos que pueden incrementar la incidencia de la alergia **alimentaria** y la alergia a las **picaduras** de éstos.

El cambio de estación de verano a invierno y viceversa, con sus variaciones de temperatura, es responsable del incremento de la población vírica, la cual hace aumentar la susceptibilidad a infecciones que afectan a los ojos (infección ocular), la nariz (rinitis), las fosas nasales (sinusitis), los pulmones (bronquitis), el aparato digestivo (gastroenteritis) y la piel (herpes zóster).

Muchos síntomas asmáticos se agravan en la estación fría y a primeras horas de la mañana, llegando a despertar a quienes los padecen. De modo contrario, son muchos los asmáticos que se sienten mejor por la tarde y al anochecer.

Por consiguiente, los cambios estacionales son responsables de la aparición de nuevos casos de alergias de diversos tipos o bien de su recidiva.

7
Métodos diagnósticos de la alergia

P uesto que la alergia es una dolencia muy complicada y miltifacética, su diagnóstico exige un enfoque pluridisciplinar basado en una combinación de historial médico, signos y síntomas, pruebas de laboratorio y pruebas específicas para determinar el tipo de alergia.

El historial médico es parte fundamental en el diagnóstico de toda patología alérgica. Resulta imprescindible obtener algunos datos, como por ejemplo: ¿cuáles son los síntomas? ¿aparecen en un determinado lugar (es decir, la casa, el trabajo…)? La hora del día, la estación del año, el consumo de determinados alimentos o medicamentos, la práctica deportiva, los episodios de estrés: todos estos son datos muy importantes que es preciso explorar. El historial anterior de la alergia o de otras afecciones asociadas puede tener que ver con la patología en curso, siendo también significativo el historial familiar de reacciones alérgicas similares. Por otra parte, la exploración física asimismo es importante en el diagnóstico de la alergia, pues existen rasgos característicos de ésta que, siendo distintos del estado analérgico, pueden tener un historial y unos síntomas similares. Un examen completo de ojos, oídos, nariz, garganta, pulmones, abdomen y piel es fundamental.

El paso final consiste en solicitar pruebas y estudios de laboratorio, las cuales constituyen la base para realizar un diagnóstico definitivo de la alergia.

Las pruebas comúnmente utilizadas para diagnosticar diferentes tipos de alergia son las siguientes:

- Análisis de sangre.
- Pruebas de alergia.
- Radiografías, tomografías computerizadas y resonancias magnéticas.
- Cultivos y pruebas de sensibilidad.

Análisis de sangre

En el análisis de sangre el dato que más interesa es el recuento de leucocitos. Este tipo de células son muy importantes, pues ayudan al organismo a luchar contra las infecciones y la intromisión de cuerpos extraños en el sistema corporal. En la mayoría de las alergias se observa un aumento en sangre de los eosinófilos, un tipo de leucocitos.

En algunos casos, la medición de la inmunoglobulina (Ig) total en sangre es útil para diferenciar los síntomas entre un estado alérgico y un estado analérgico; esto facilita en gran medida el diagnóstico y el tratamiento de la enfermedad.

Pruebas de alergia

Las pruebas de alergia suelen realizarse siguiendo dos métodos: pruebas cutáneas y determinación de la inmunoglobulina E (IgE) específica frente a los alérgenos mediante la prueba de radioalergoabsorbencia (RAST). Para las pruebas cutáneas se toca una gotita de alérgeno con el extremo de una aguja que luego se inyecta en la piel. En las personas sensibles, la zona de penetración de la aguja se enrojece e hincha al cabo de unos quince o veinte minutos. Para confirmar el resultado, se inyecta en la piel un alérgeno más diluido y se observa si se producen alteraciones similares. En las personas hipersensibles a las pruebas cutáneas o que sufren alguna enfermedad de la piel, una alternativa útil es medir los niveles de IgE específica frente a alérgenos. Esta prueba sirve asimismo para detectar alergias a los alimentos y puede ayudar a descubrir diferentes tipos de alérgenos a los que es sensible el paciente.

Radiología, tomografía y resonancia magnética
Además de las pruebas descritas, un examen radiológico, uno tomográfico y una resonancia magnética de los senos nasales y de los pulmones pueden determinar la naturaleza de la enfermedad. Estas pruebas sirven para diferenciar las patologías alérgicas de las analérgicas.

Cultivos y pruebas de sensibilidad
En las afecciones alérgicas, no suelen hallarse las bacterias causantes de la enfermedad. Esto puede probarse recogiendo distintas secreciones de nariz, garganta, ojos, pulmones, heces, etcétera y manteniéndolas en el laboratorio durante un intervalo de veinticuatro a cuarenta y ocho horas a fin de observar cualquier posible desarrollo bacteriano.

Este procedimiento recibe el nombre de cultivos y pruebas de sensibilidad, y ayudan a determinar el tipo de tratamiento que precisará el individuo para superar su dolencia.

8

Función de la dieta y del cambio de estilo de vida en el tratamiento de la alergia

~

La dieta, las actividades cotidianas y el estilo de vida tienen una especial relevancia en los síntomas y en el control de la alergia. El método tradicional para tratar la alergia toma en cuenta la dieta y el modo de vida del paciente.

Cambios en la dieta

A las personas que supuestamente sufren alergia, especialmente alergia a los alimentos, se les recomienda una **dieta baja en alérgenos**, también llamada **dieta de eliminación**. Esta dieta se utiliza asimismo como una herramienta de diagnóstico para verificar si la eliminación de los alimentos que suelen desencadenar alergias alivia los síntomas del paciente. Se trata de evitar algunos alimentos, como trigo, leche, huevos, maíz, soja, cítricos, frutos secos, tomates, café y chocolate, así como conservantes y colorantes. La dieta se mantiene hasta que se descubre o se descarta la reacción alérgica. Una vez identificada la reacción del paciente a determinado alimento o conservante alimentario, se descartan obviamente las sustancias causantes de la dolencia y se añaden aquellas que previamente había ingerido. A fin de llegar a un diagnóstico, la dieta de eliminación debe mantenerse durante dos semanas. En algunos casos, al cabo de varios meses o varios años de evitar los alimentos alérgenos, la alergia alimentaria desaparece.

Existen otras medidas aplicables a la alimentación:

- Se recomienda una dieta baja en proteínas.
- Es preferible seguir una dieta vegetariana para digerir mejor. Deben evitarse las comidas altas en calorías y con especias.
- Debe tomarse mucha verdura fresca y con hojas.
- La comida debe estar recién cocinada.
- Debe evitarse la comida rápida, las bebidas carbónicas y el alcohol.
- Las frutas y las verduras tienen que estar bien lavadas.
- Antes de cocinar y de comer, hay que lavarse bien las manos.
- Debe respetarse el horario de las comidas y hacer tres comidas regulares al día.
- Hay que evitar comer al aire libre cuando el tiempo es húmedo y caluroso, pues en esas condiciones proliferan los virus gastrointestinales y ello puede agravar la alergia.

Cambios en el estilo de vida

A las personas con alergia al **polvo** se les aconseja que eviten en lo posible los alérgenos más comunes, como el polvo, y la pelusa y el pelo de los animales. Ciertos cambios en el estilo de vida, como los enumerados a continuación, pueden dar resultados positivos y duraderos.

- Reducir o abandonar por completo el consumo de té, café, tabaco y alcohol.
- No utilizar los extractores de humo cuando se cocina, especialmente cuando se fríen los alimentos.
- Mantener la debida higiene personal y también del hogar a fin de evitar la presencia de roedores o insectos y cualquier tipo de plagas caseras.
- Es de gran importancia limpiar y aspirar con regularidad alfombras, moquetas, cortinas, colchones, muebles…, a fin de evitar la presencia de ácaros.
- Bañar y limpiar con regularidad a las mascotas de la casa, así como pasar el aspirador por el lugar donde duermen.
- Las personas que tengan alergia al **polvo** deberán evitar viajar o bien se protegerán de los alérgenos del polvo en días lluviosos o ventosos.
- Evitar pasear o viajar por parques o zonas de gran vegetación en tiempo húmedo para evitar la picadura de insectos y la consiguiente alergia.
- Hay personas que corren un mayor riesgo laboral debido a la sensibilidad que sufren al contacto del látex (industrias de caucho, animales de laboratorio, productos bioquímicos, disolventes, etcétera).

Ejercicio y alergia

Si bien a muchas personas el ejercicio físico les agrava el asma bronquial, el bienestar que éste conlleva compensa su posible efecto adverso. La práctica regular de ejercicio aporta los siguientes beneficios:

- Los ejercicios aeróbicos regulares liberan la tensión muscular de todo el cuerpo.
- La relajación muscular conlleva relajación mental, puesto que el cuerpo y la mente están íntimamente relacionados.
- El ejercicio físico regular quema además calorías, reduce peso, fortalece el corazón y los pulmones, y aumenta la resistencia corporal a las enfermedades.
- El ejercicio físico tonifica los órganos gastrointestinales, aumenta la digestión y la absorción de los alimentos y propicia la evacuación de los intestinos.

En conclusión, el ejercicio es bueno para todo aquel que sufra alergia, si bien debe evitar realizarse en época de humedad y lluvia, y cuando los alérgenos del polen están en alza, así como en tiempo extremadamente frío.

9
Tratamiento convencional o alopático

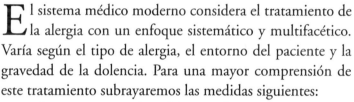

El sistema médico moderno considera el tratamiento de la alergia con un enfoque sistemático y multifacético. Varía según el tipo de alergia, el entorno del paciente y la gravedad de la dolencia. Para una mayor comprensión de este tratamiento subrayaremos las medidas siguientes:

- Aspectos preventivos del tratamiento.
- Fármacos antialérgicos.
- Esteroides.
- Vacunas de la alergia.

Medidas preventivas

Del mismo modo que, según el viejo dicho, «es mejor prevenir que curar», la mejor forma de tratar la alergia es «cortar por lo sano». Esta forma de tratamiento implica evitar los alérgenos causantes de la alergia. Se trata de una modalidad de tratamiento muy efectiva, económica y segura, sin efectos secundarios. Antes de seguirlo hay que efectuar una prueba que confirme los alérgenos que provocan la dolencia. Una vez identificados éstos, deben tomarse las siguientes medidas para prevenir posteriores episodios de alergia:

- Las personas alérgicas a los pólenes o a los cambios estacionales deben evitar las actividades al aire libre en las horas de mayor polinización, es decir, de última hora de la mañana a primera hora de la tarde (de 11 a 15 horas). La climatología húmeda y lluviosa es perjudicial para las personas que sufren alergia al polvo.
- A las personas alérgicas a los pólenes de las gramíneas puede serles de gran utilidad usar una mascarilla como las hospitalarias mientras trabajan en el jardín.
- En los espacios cerrados, se evita el polen del aire manteniendo las ventanas cerradas durante el día y utilizando sistemas de aire acondicionado.
- En las casas, para prevenir la alergia a los ácaros deben utilizarse almohadas, colchones y mantas de tejidos o fibras que actúan de barrera para los alérgenos.
- Para acabar con los ácaros debe lavarse semanalmente con agua caliente la ropa de cama, sábanas, fundas de almohadas, colchas y mantas.
- Las alfombras deben retirarse, tratarse con ácido tánico, o bien limpiarse frecuentemente con un aspirador.
- A fin de prevenir la alergia al pelo de los animales domésticos, éstos deben mantenerse fuera de casa y limpiar ésta a conciencia.
- Para evitar en el interior de las casas la presencia de hongos como el *Aspergillus*, el *Penicillium* y la *Alternaria*, hay que reparar las grietas de los techos, las humedades de los sótanos y las cañerías en mal estado.
- Es primordial exterminar cualquier plaga casera de cucarachas, moscas, mosquitos, ratones, etcétera. Es ne-

cesario el uso de trampas y cebos y tener un control de la higiene, pues los pulverizadores pueden agravar el asma.

- El tratamiento de la alergia a medicamentos, insectos, alimentos o de otro tipo no es simultáneo al contacto con el agente alergénico; por ello, la identificación y prevención de la sustancia que produce la alergia es clave para resolver el problema.

- La persona afectada, así como los demás miembros de la familia, deben asumir las medidas citadas para el control de las diferentes alergias. En el caso de la alergia alimentaria, cuando se come fuera de casa se debe preguntar qué alimentos se han utilizado en la preparación de los platos. En casa, hay que rotular los alimentos que contienen las sustancias antígenas perjudiciales para el paciente.

Medicinas antialergénicas

Según el tipo de alergias, existen diferentes medicamentos para el tratamiento y el control de la alergia:

- Antihistamínicos.
- Antiasmáticos.
- Antibióticos.
- Sustancias de uso tópico o local.

Antihistamínicos

En todo proceso alérgico, el cuerpo libera ciertas sustancias químicas llamadas mediadores, el más importante de los cuales se denomina **histamina.**

El tratamiento básico de la alergia radica en la reducción de los efectos de la histamina, esto es: estornudos, picores, moqueo, problemas respiratorios, inflamación de piel, nariz, pulmones, etcétera. La mayor parte de los efectos de la histamina tiene lugar cuando ésta envuelve a los órganos o a los tejidos afectados por medio de los receptores histamínicos. Hay tres tipos de receptores histamínicos (H_1, H_2 y H_3); de éstos, los más importantes son los receptores H_1. A continuación y como referencia, citamos los antihistamínicos más utilizados.

Antihistamínicos más utilizados

Denominación farmacológica	Denominación comercial
Maleato de feniramina	Avil
Maleato de clorfeniramina	Cadistin
Maleato de dexclorfeniramina	Polaramine
Difenhidramina	Benadryl
Ciproheptadina	Practin
Maleato de dimetindeno	Foristal
Embramina	Mebryl
Maleato de azatadina	Zadine
Astemizol	Stemiz
Terfenadina	Trexyl
Cetiricina	Alerid
Levocetiricina	Levorid
Fumarato de clemastina	Tavegyl
Loratadina	Loridin

DENOMINACIÓN FARMACOLÓGICA	DENOMINACIÓN COMERCIAL
Hidroxicina	Atarax
Metdilacina	Dilosyn
Desloratadina	Deslor
Fexofenadina	Allegra
Ebastina	Ebast
Ketotifeno	Ketasma
Mizolastina	Elina
Flunisolida	Syntaris (pulverizador)
Azelastina	Azep (pulverizador)

Estos antihistamínicos son bastante eficaces si se pretende controlar los efectos más relevantes de la alergia y sus primeros síntomas, pero provocan ciertamente efectos secundarios. Los efectos secundarios más comunes son: dolor de cabeza, somnolencia, vértigos, sequedad de boca, visión borrosa, diarreas, dolor de estómago, flatulencia y cansancio. Los antihistamínicos de nueva generación producen menos efectos adversos.

Fármacos antiasmáticos

El asma es una enfermedad relacionada con una estrechez de los canales respiratorios que desemboca en procesos de dificultad de respiración, vértigo, tos, pitidos y otros síntomas. Existen diversos fármacos para el control del asma bronquial.

Fármacos más utilizados para combatir el asma

Denominación farmacológica	Denominación comercial
Salbutamol	Asthalin, Ventorlin
Teofilina con etofilina	Deriphylin
Terbutalina	Bricanyl
Bambuterol	Bambudil
Ketotifeno	Asthafen, Ketasma
Montelukast	Emlucast, Ventair
Zaferlukot	Zuvair

Estos fármacos tienen los siguientes mecanismos de acción:

- Mejoran el funcionamiento de los pulmones por medio de la broncodilatación (aumentan la elasticidad).
- Disminuyen el número de eosinófilos en la sangre responsables de la alergia.
- Eliminan la mucosidad y el polvo en los pulmones.
- Facilitan la respiración.
- Controlan los síntomas alérgicos.
- Evitan los síntomas del asma y de la alergia luego del ejercicio físico o tras la ingesta de analgésicos como la aspirina.
- Mejoran los síntomas alérgicos de la nariz y de la sinusitis.

Antibióticos

En la mayoría de las alergias, con el paso del tiempo se da una sobreinfección. La causa de ello es la entrada de bacterias en las zonas afectadas. Según la condición y el tipo de bacteria, se opta por la administración de un determinado antibiótico durante un periodo de tiempo que varía de una a seis semanas. Los antibióticos más utilizados en estos casos son amoxicilina, septran, claritomicina, azitromicina, cefuroxima, levofloxacina, cefixima, cefpodoxima, clindamicina, etc.

Sustancias de uso tópico o local

En el tratamiento de la alergia ciertos fármacos se aplican directamente en la zona afectada a fin de obtener mejores y más rápidos resultados; se les denomina sustancias de uso tópico o uso local. Suelen presentarse en forma de gotas y nebulizadores, inhaladores, colirios, linimentos, cremas, lociones, etcétera. A continuación, se incluye una lista de las sustancias de uso tópico más conocidas:

GOTAS O VAPORIZADORES	INHALADORES	COLIRIOS O LINIMENTOS	CREMAS CUTÁNEAS
Otrivin	Asthalin	Locula	Neosporin
Dristan	Beclate	Cifran	Betadine
Endrine	Bricanyl	Genticyn	Furacin
Ifiral	Budecort	Choloromycetin	Flucort
Flomist	Foracort	Ensamycin	Betnovate
Efcorlin	Metaspray	Silverex	Clobate

Papel de los esteroides en la alergia

Los medicamentos más utilizados para combatir las alergias son los esteroides o corticoides. Los mecanismos de los esteroides para combatir la alergia son los siguientes:

- Modular la función de los glóbulos blancos o leucocitos a fin de minimizar los síntomas de la alergia.
- Inhibir la producción de los mediadores químicos que causan la alergia.

61

- Reducir la producción de mucosidad en las vías respiratorias.
- Desinflamar las vías respiratorias y mejorar la oxigenación.

Los corticosteroides se presentan en diferentes formas, bien sea en pastillas, inyectables, gotas nasales, inhaladores, colirios, cremas, etc.

Los esteroides son medicinas extraordinarias, pero tienen efectos secundarios, entre los que se encuentran aumento de peso, aumento de la presión arterial, úlceras estomacales, cataratas, pérdida de masa ósea, detención del crecimiento, alteraciones psicológicas y empeoramiento de la diabetes. Sin embargo, los efectos secundarios sólo tienen lugar cuando se prolonga el uso de estos medicamentos.

Vacunas contra la alergia

Algunas de las personas que no responden a los tratamientos citados pueden beneficiarse de inyecciones para la alergia conocidas como *inmunoterapia alergénica*. Los pacientes idóneos para seguir esta terapia son:
- Pacientes que no responden al tratamiento preventivo.
- Pacientes que no responden a los fármacos antialergénicos.
- Pacientes que sufren efectos secundarios.
- Pacientes que no toleran un tratamiento complejo a base de diversos fármacos.
- Pacientes que sufren múltiples alergias.

El concepto básico de las vacunas contra la alergia es ayudar al cuerpo a producir más inmunoglobulina G (IgG), a fin de contrarrestar un nivel demasiado alto de inmunoglobulina E (IgE), algo común en las personas alérgicas. En este tratamiento el médico inyecta al paciente bajo la piel un suero que contiene sustancias alérgicas, como polvo, polen, pelos de animales domésticos, alimentos… Las células que generan anticuerpos IgE están localizadas en la superficie cutánea, mientras que las que generan anticuerpos IgG se encuentran en el hígado, en los ganglios linfáticos y en el bazo. En este tratamiento el suero atraviesa la superficie cutánea y entra en el cuerpo para producir IgG, en vez de IgE.

Estas vacunas se aplican en dosis crecientes una o dos veces por semana durante dos o tres meses, y luego una vez al mes durante dos o tres años. Alrededor de un 80 % de los pacientes experimentan una clara mejoría al cabo de uno o dos años, y los efectos persisten durante varios más. Las personas alérgicas al **polvo** son las que se benefician más de este tratamiento.

10

¿Es el yoga una respuesta a la alergia?

Qué es el yoga

El yoga es una antigua disciplina india que abarca los diferentes aspectos físicos, mentales, morales e intelectuales del ser humano.

El Maharishi Patañjali afirma que el yoga es el *Chitta Vritti Nirodha*, o el control de la mente y de todas sus fluctuaciones. Nos describe las ocho ramas o aspectos del yoga que pueden utilizarse para conseguir una vida saludable, espiritual y feliz. Esas ramas son las siguientes:

1. El «yama», o preceptos morales, como la no violencia, la sinceridad, la honestidad, el celibato y la generosidad.
2. El «niyama», o reglas disciplinarias, como la pureza, la satisfacción, la austeridad, la introspección y la dedicación a Dios.
3. Los «asanas», o posturas yóguicas.
4. El «pranayama», o control de la respiración.

5. El «pratyahara», o la capacidad de controlar la mente y dirigir los sentidos.
6. El «dharana», o la concentración.
7. El «dhyana», o la meditación.
8. El «samadhi», o la consciencia transcendental por la que el individuo se fusiona con el universo.

Función del yoga en el tratamiento de la alergia

En lo referente al tratamiento de la alergia, el yoga puede dividirse de la siguiente manera:

- Asanas.
- Kriyas.
- Pranayama.
- Meditación.

Asanas

Las asanas son las diversas posturas que se practican ejercitando el yoga, las cuales ayudan al desarrollo físico, espiritual y mental.

Diferencias entre el ejercicio físico y las asanas

	FACTOR O VARIABLE	EJERCICIO FÍSICO	ASANAS
1	Movimiento corporal	Movimientos rápidos	Movimientos lentos y uniformes
2	Grupos de edad	Hay restricciones en diferentes grupos de edad, y sobre todo en los ancianos	Pueden practicarlo hombres, mujeres y personas de cualquier edad

	FACTOR O VARIABLE	FACTOR O VARIABLE	ASANAS
3	Resultados	Fortalece la musculatura	Fortalecen la mente y la musculatura
4	Consecuencias	Genera ansiedad, agotamiento y fatiga	Tonifican los nervios y los órganos internos. No se experimenta fatiga
5	Desarrollo mental	Contribuye especialmente al desarrollo corporal	Desarrollan el cuerpo, la mente y el prana
6	Flexibilidad	Menor	Mayor
7	Interrupción	No puede abandonarse bruscamente	Pueden abandonarse en cualquier momento
8	Dieta	Requiere una dieta abundante	Sólo requiere alimentos sencillos y sanos
9	Prevención y cura de la enfermedad	La prevención es posible; la cura, no	Tienen propiedades preventivas y curativas

Cómo actúan las asanas en el tratamiento de la alergia

- Tonifican los órganos abdominales y mejoran la digestión.
- Mejoran el metabolismo y ayudan a digerir incluso las sustancias alérgicas e indigestas.
- Son auténticas regeneradoras del sistema endocrino neuronal (hormonal).

- Activan el sistema inmunológico permitiendo que el cuerpo resista mejor el estrés y la tensión debidos a diferentes motivos, incluida la alergia.
- Facilitan la eliminación de las sustancias tóxicas y de los alérgenos, manteniendo el cuerpo en forma, fuerte y rejuvenecido.
- La práctica regular de las asanas ayuda a controlar el ritmo cardiaco, la respiración, las excreciones, la temperatura corporal, las necesidades diarias de sueño, alimento, etcétera, y producen un estado de bienestar y ahorro de energía.

Asanas útiles para el tratamiento de la alergia

Las Asanas más beneficiosas para las personas que sufren alergia al polvo y alergias cutáneas son las siguientes:

Dhanurasana, paschimottanasana, sarvangasana, bhujangasana, naukasana, matsyasana, pawan muktasana, simhasana, trikonasana y *suryanamaskar.*

Para las personas que tienen alergia alimentaria, las asanas más útiles son: *suryanamaskar, pawan muktasana, trikonasana alazana, tadasana, ardha matsyendrasana, shashankasana, kati chakrasana, matsyasana* y *bhujangasana.*

A continuación se detallan algunas de los asanas más importantes:

Dhanurasana (postura del arco)

Ejecución
- Tumbarse en posición de decúbito prono (sobre el estómago), con la cara y la frente tocando el suelo, y las

piernas y los brazos rectos y estirados.

- Espirar y, doblando piernas y rodillas, sujetar fuertemente con las manos los tobillos del lado correspondiente.
- Inhalar y levantar a un tiempo los muslos, el pecho y la cabeza.

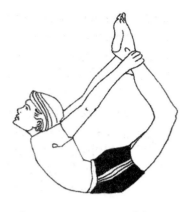

Dhanurasana, *o postura del arco.*

- El peso del cuerpo debe recaer sobre el ombligo, y la cabeza debe levantarse tanto como sea posible manteniendo la mirada hacia arriba.
- Se mantiene la postura mientras se esté cómodo.
- Algunos maestros recomiendan mecerse suavemente sobre el abdomen, el cual soporta el peso del cuerpo.
- La postura se repite de 3 a 5 veces.

Precauciones

Esta asana no está recomendada para aquellas personas con presión arterial alta, hernia discal, diarrea, úlcera duodenal y algún tipo de cardiopatía.

Paschimottanasana (postura de estiramiento de la espalda)

Ejecución

- Sentarse en el suelo con las piernas estiradas, los pies juntos y las manos sobre las rodillas.

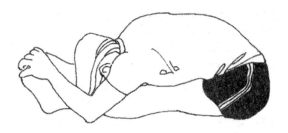

Paschimottanasana, *o postura de estiramiento de la espalda.*

- Relajar por completo el cuerpo y doblarlo lentamente desde las caderas mientras las manos se deslizan por las piernas. Intentar coger los pulgares de los pies con los dedos de las manos. Si no se llega a los pies, sujetar las rodillas, los tobillos o cualquier lugar de las piernas adonde se llegue con comodidad.
- Mantener la posición durante unos segundos.
- Con las piernas rectas, doblar los codos y llevar con suavidad el tronco hacia las piernas manteniendo asidos los pulgares, los pies o las piernas. Tocar las rodillas con la frente, y mantener la posición el mayor tiempo posible con comodidad.
- Volver lentamente a la postura inicial.
- Relajarse y repetir la asana 2 o 3 veces más.

Precauciones
- Las personas que sufran hernia discal, espondilitis lumbar o ciática no deben realizar esta asana.
- Asimismo, quienes tengan problemas cardiacos, hernias o hayan sufrido alguna intervención quirúrgica abdominal deben evitar este ejercicio.

Sarvangasana (postura sobre los hombros)
Se trata de uno de los principales ejercicios de los yoguis, y en ocasiones se la denomina «madre de todas las asanas».

Ejecución

- Tumbarse de espaldas con las piernas y los brazos estirados. Los pies juntos y las palmas de las manos hacia arriba.
- Con una inspiración profunda, levantar las piernas lentamente hasta que queden en ángulo recto con el cuerpo.
- Exhalar y detenerse unos segundos.
- Inhalar y levantar piernas, nalgas y zona lumbar hasta que la barbilla toque el esternón. De este modo, todo el peso del cuerpo descansa en la cabeza, el cuello y los hombros, mientras que los brazos sirven de contrapeso.

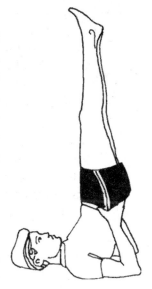

Sarvangasana, *o postura sobre los hombros*

- Mantener la vista en los dedos gordos de los pies, con la barbilla contra el pecho, y respirar armoniosamente.
- Mantener la postura 2 o 3 minutos.
- Exhalar y bajar las piernas lentamente, relajando después las manos con la palma hacia arriba.

Precauciones

- Esta asana no está recomendada para aquellos que sufran presión arterial alta, problemas cardiacos, espondilitis cervical y hernia de disco.
- Las personas obesas, las que tienen una columna vertebral delicada o poca musculatura abdominal y los principiantes las primeras veces deberán apoyar las piernas contra la pared.

- Las mujeres embarazadas o que estén en los días de la menstruación se abstendrán de realizar este ejercicio.

Bhujangasana (postura de la cobra)

Ejecución

- Tumbarse en el suelo boca abajo con las piernas estiradas, los pies también estirados y juntos y la frente contra el suelo.
- Inhalar, echar la cabeza hacia atrás y, muy despacio, levantar la cabeza y los hombros del suelo doblando el cuello y los músculos de la espalda.
- Con los brazos estirados, levantar el vientre y mantener la cabeza hacia atrás con la vista al cielo.
- Mantener la respiración y la postura durante unos cuantos segundos, apoyando el peso del cuerpo sobre los brazos.
- Exhalar lentamente y volver a la postura inicial. Repetir el ejercicio 2 o 3 veces.

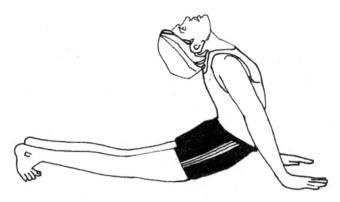

Bhujangasana, *o postura de la cobra*

Precauciones

- Esta asana no es aconsejable para aquellos que sufren hipertensión, úlcera péptica, hernia, tuberculosis intestinal e hipertiroidismo.

Ardha matsyendrasana (postura de la media torsión espinal)

Esta asana es muy importante, pues incrementa la flexibilidad lateral de la columna vertebral, algo que otras asanas no consiguen. Es una asana muy eficaz para quienes son propensos a la alergia.

Ejecución

- Sentarse en el suelo con las piernas extendidas y los pies juntos.
- Doblar la rodilla derecha y llevar el talón del pie derecho junto a la nalga izquierda.
- Después, doblar rodilla izquierda y cruzar la pierna de modo que el pie izquierdo toque la cara externa de la cadera derecha.
- Girar el tronco y la cara hacia el hombro izquierdo y colocar el brazo izquierdo tras la espalda.
- Sujetar el tobillo izquierdo con la mano derecha.

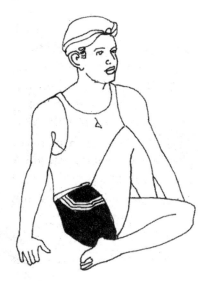

Ardha matsyendrasana, *o postura de la media torsión espinal*

- Intentar sujetar la pierna izquierda con la mano izquierda.
- Algunos maestros de yoga aconsejan llevar la mano derecha bajo la rodilla izquierda y coger la palma de la mano izquierda.
- Permanecer en la postura final durante unos segundos y después volver a la posición original.
- Repetir el mismo ejercicio con el otro lado del cuerpo.

Precauciones

- Esta asana debe realizarse de un modo lento y continuo, evitando cualquier presión en la columna vertebral.
- Las personas con úlcera péptica, hernia, hipertiroidismo, ciática, y las mujeres embarazadas deben practicar la asana bajo la dirección de un experto.

Matsyasana (postura del pez)

El nombre de esta asana representa a los yoguis que pueden flotar en el agua como un pez mientras lo practican y mantienen la respiración.

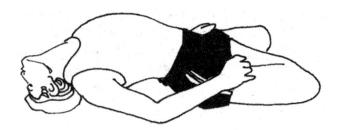

Matsyasana, *o postura del pez.*

Ejecución

- Sentarse con las piernas flexionadas y apoyar cada pie en la cadera del lado opuesto. Los talones quedan apoyados a cada lado del abdomen, como en la postura del loto.
- Flexionar el tronco hacia atrás de manera que la cabeza descanse en la coronilla y el peso del cuerpo en los codos.
- Echar el cuello hacia atrás incrementando la postura y elevar un poco la cadera y el pecho hacia arriba de modo que la columna se arquee.
- Sujetar con los dedos de las manos el dedo gordo del pie del lado correspondiente.
- Respirar profundamente y mantener la postura todo el tiempo que sea posible.
- Después, relajar el cuello y dejar reposar la cabeza en el suelo. Enderezar las piernas y relajar las manos, los codos y todo el cuerpo.
- Repetir la asana flexionando las piernas del modo opuesto.

Precauciones

Se debe arquear la espalda lentamente a fin de evitar cualquier daño en la columna vertebral.

Shashankasana (postura del niño)

Ejecución

- Sentarse encima de las piernas con los talones separados y las rodillas y las puntas de los pies alineados. (*Vajkrasana*).
- Colocar las caderas entre los talones.

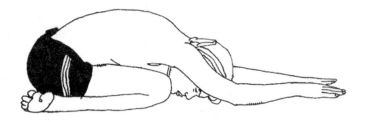

Shashankasana, *o postura del niño*

- Inhalar y, lentamente, elevar los brazos por encima de la cabeza.
- Al exhalar, flexionar la espalda lentamente hacia delante, descansar las palmas de las manos sobre el suelo y dejar que el abdomen repose sobre los muslos.
- Inclinar la cara y tocar con la frente el suelo sin levantar las nalgas.
- Inhalar y volver a la posición inicial.
- Repetir el ejercicio de 3 a 5 veces.

Precauciones

Las personas que sufren espondilitis cervical o lumbar, vértigo e hipertensión no deben realizar este ejercicio.

Kriyas yóguicos

Los kriyas yóguicos son una parte muy importante del hatha yoga, pues ayudan a eliminar las toxinas acumuladas en el cuerpo. El cuerpo es como una máquina que debe mantenerse siempre limpia y en perfectas condiciones. Los kriyas yóguicos, denominados comúnmente *Shat kriyas*, son los seis siguientes:

- *Neti.*
- *Kapalabhati.*
- *Dhauti.*

- *Nauli.*
- *Basti.*
- *Trataka.*

Los kriyas más eficaces en el tratamiento de la alergia son *kapalabhati, neti* y *vaman dhauti* (*kriya kunjal*).

Cómo ayudan los kriyas a combatir la alergia
- Ayudan a limpiar el cuerpo de toxinas como alérgenos, mucosidad, gases, ácidos, sudor, orina y heces.
- Mejoran el funcionamiento de los órganos excretores.
- Contribuyen a la limpieza de los ojos, la nariz, las fosas nasales, el sistema respiratorio y el digestivo, y tonifican a la vez el funcionamiento de los mismos.
- Agudizan la mente e incrementan la resistencia a las enfermedades.
- Ayudan a preparar el cuerpo y a ponerlo en forma para practicar los asanas, el yoga nidra, el pranayama y la meditación.
- Estas técnicas, realizadas de modo regular, pueden curar diferentes tipos de alergias.

Kapalabhati (Limpieza cerebral frontal)
El *kapalabhati* es fundamentalmente una técnica del pranayama, si bien los antiguos textos yóguicos lo clasifican como parte de los *shatkarmas*. Hay tres tipos de *kapalabhati*: *kapalabhati Vatkrama, kapalabhati Vyutkrama* y *Kapalabhati Sheetkrama*.

Kapalabhati Vatkrama
Se trata de la técnica más eficaz para tratar la alergia.

Ejecución

- Sentarse en cualquier asana o postura cómoda con la cabeza y la columna vertebral recta y las manos descansando sobre las rodillas.
- Cerrar los ojos y relajar todo el cuerpo.
- Inhalar profundamente por ambos orificios nasales expandiendo el abdomen y soltar enérgicamente el aire con una exhalación sonora y contrayendo los músculos abdominales.
- En la siguiente inhalación dejar que los músculos abdominales se expandan espontáneamente, sin ningún esfuerzo.
- Tras realizar 10 respiraciones rápidas sucesivas, inhalar y exhalar profundamente, completando así el ejercicio.
- Evitar mover los hombros u otra parte del cuerpo. Sólo se mueve el abdomen.
- Repetir de 3 a 5 veces.

Precauciones

- En este ejercicio la respiración rápida debe ser abdominal, y no torácica.
- Debe practicarse después de las asanas o de un *neti* (limpieza nasal yóguica) y preferiblemente con el estómago vacío o al cabo de 3 o 4 horas de haber comido.
- Si se siente algún dolor o mareo, debe interrumpirse el ejercicio durante un rato y seguir después.
- Las personas que sufren dolencias cardíacas, presión arterial alta, vértigo, epilepsia, apoplejía, hernia o úlcera péptica no deben practicar el *kapalabhati*.

Vaman dhauti o *kriya kunjal*

Ejecución

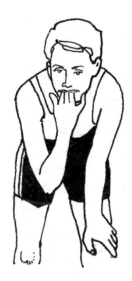

Kriya kunhal *o* Vaman Dhauti.

- Beber un litro de agua tibia aromatizada con anís o cardamomo y un poco de sal.
- Beber tan rápido como sea posible hasta provocarse náuseas.
- Ponerse de pie inmediatamente, inclinarse hacia delante y meterse 3 dedos en la boca hasta la campanilla para provocarse el vómito.
- Seguir con el procedimiento hasta echar toda el agua ingerida.
- Puede realizarse una vez por semana.

Precauciones

- Este kriya debe realizarse a primera hora de la mañana y con el estómago vacío.
- No debe ingerirse ningún alimento hasta al menos media hora después de realizar esta práctica.
- Para esta práctica las manos tienen que lavarse previamente con agua y jabón y las uñas deben estar bien cortas.
- Las personas que sufren úlcera de estómago, enfermedades oculares, problemas cardiacos, apoplejía y hernia no deben realizar este kriya.

Neti

Se trata de un proceso que ayuda en la limpieza de las fosas nasales. Existen tres tipos de *neti*:

- *Sutra neti* o *Rubber neti.*
- *Jala neti.*
- *Ghritha neti* o gotas de *ghee.*

Sutra neti o Rubber neti

Ejecución

- Es necesario un cabo de algodón impermeabilizado o un catéter de goma del número 3, 4 o 5.
- Se inserta lentamente con la mano derecha a través de uno de los orificios nasales y, de modo gradual, se va sacando por la boca con ayuda de la otra mano.
- Después se mueven ambos extremos hacia delante y hacia atrás, entre 15 y 20 veces.
- Retirar el cabo de algodón por la boca y repetir la operación empezando por el otro orificio nasal.
- Al principio este método se realiza cada día durante un mes y después se reduce a dos o tres veces por semana.

Precauciones

- Esta práctica debe realizarse tan sólo en presencia de un experto.
- Las personas que sufran presión arterial alta, hemorragias nasales, o bien que tengan el tabique nasal desviado o un resfriado fuerte no deben practicar este kriya.
- Las uñas tienen que estar bien cortas, y las manos, lavadas con agua y jabón.

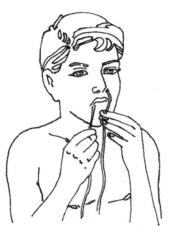

Sutra neti.

- Antes de practicar *neti*, las personas que utilicen gafas deben quitárselas.
- Al inicio del tratamiento, cuando el algodón o el catéter se introduce en la nariz, puede darse sensación de picor, estornudos y lagrimeo. Estos síntomas disminuyen con la práctica regular del ejercicio.

Jala neti

Se trata de otro método para la limpieza nasal en el que se utiliza agua con sal en vez del algodón o el catéter.

Ejecución

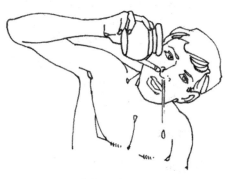

Jala neti.

- Hervir un litro de agua en un cazo y dejar enfriar.
- Añadir una cucharadita con sal y remover bien.
- Echar esta agua en un recipiente *jala neti*.
- De pie, inclinarse un poco hacia delante e introducir con suavidad el pitorro del recipiente en uno de los orificios nasales.
- Inclinar un poco la cabeza hacia el otro lado para que el agua entre por una fosa nasal y salga por la otra.
- Mantener la boca abierta y respirar por ella con normalidad.
- Dejar que el agua fluya libremente a través de la fosa nasal, como si fuera un arroyo.
- Repetir la operación por el otro orificio nasal.

81

- Cuando se está resfriado y se tiene la nariz tapada, este método debe realizarse una o más veces al día.

Precauciones

- Durante todo el tratamiento debe mantenerse la misma temperatura del agua y la misma proporción de sal.
- El pitorro del recipiente *jala neti* no debe introducirse demasiado en la nariz para no dañar las delicadas membranas interiores.
- No inhalar por la nariz o, de lo contrario, el agua salada pasará a la boca.
- Al inicio del tratamiento puede producirse cierto picor o irritación en la nariz, estornudos o lagrimeo. Todas estas molestias irán desapareciendo.
- Al final del tratamiento deberá secarse la nariz con cuidado, pues el agua que quede en ella puede causar congestión o sinusitis.
- El tratamiento no debe efectuarse después de las comidas.
- No soplar demasiado fuerte por la nariz, pues el agua puede ir a los oídos.

Ghritha neti

Ejecución
El *ghee*, mantequilla pura clarificada de leche de vaca, se aplica en gotas. Se calien-

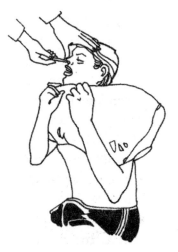

Ghritha neti.

82

ta el *ghee* hasta licuarlo y después, con la ayuda de un cuentagotas, se aplican una o dos gotas en cada orificio nasal. Tras la aplicación, se cubre la cara con una toalla y se frota la zona que rodea la nariz. Este tratamiento debe efectuarse antes del *sutra neti* y del *jala neti*.

Pranayama

La palabra pranayama está formada por dos palabras sánscritas: *prana* y *ayama*. *Prana* significa respiración, vida, vitalidad, aire, poder o energía. *Ayama* significa amplitud, abstinencia, regulación, control o limitación. Así pues, *pranayama* es el acto de controlar la respiración y el intento de controlar el fluir del «prana», o fuerza vital del ser humano.

Fases del pranayama

El pranayama consta de cuatro fases:

- *Puraka*, o fase de inspiración: una inspiración larga, lenta, controlada y continua.
- *Kumbhaka*, o fase de contención de la respiración: retener y controlar la respiración tras la inhalación.
- *Rechaka*, o fase de espiración: una espiración larga, lenta y controlada.
- *Shunyaka*, o fin de la respiración: retener la respiración tras la espiración.

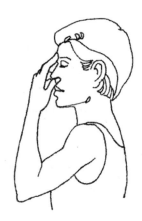

Nadi shodhana
pranayama.

Beneficios del pranayama en los casos de alergia

- El pranayama combate y cura la alergia al limpiar la nariz, las fosas nasales y las vías respiratorias de sustancias alergénicas como polen, polvo y otras sustancias tóxicas.
- Mejora el funcionamiento de los pulmones, pues incrementa el oxígeno de los vasos sanguíneos pulmonares y de todas las zonas del cuerpo. Asimismo, aumenta la capacidad pulmonar de inhalar y exhalar aire.
- La retención respiratoria hace que el cuerpo pueda llegar a tolerar bajos niveles de oxígeno, como sucede cuando se asciende una montaña.
- Con el pranayama se mejora el riego sanguíneo del corazón y del cerebro.
- Facilita la concentración mental y mejora la relajación corporal.
- El sistema digestivo se tonifica gracias a que el riego y la presión sanguínea mejoran tanto en el diafragma como en los órganos abdominales. Todo ello es muy beneficioso para quienes sufren alergia alimentaria. Por otra parte, con este ejercicio se eliminan las substancias tóxicas del tracto intestinal.
- Es recomendable seguir este orden en la práctica: en primer lugar, las asanas y, después, el pranayama.

Tipos de pranayama útiles para el tratamiento de la alergia

Los *nadi shodhana, anuloma viloma, bhastrika, suryabhedi* y *ujjayi* son todos tratamientos muy beneficiosos para combatir las alergias y proporcionan resultados prolongados.

Nadi shodhana pranayama o *anuloma viloma*
Ejecución

- Sentarse con una postura cómoda, preferentemente la de *padmasana* (postura del loto), manteniendo rectas la cabeza y la columna.
- Cerrar los ojos, relajar el cuerpo y respirar libremente durante un rato.
- Posar suavemente los dedos índice y medio en el entrecejo, y el pulgar y el anular sobre la ventana derecha e izquierda de la nariz respectivamente. Estos dos últimos dedos controlan el flujo respiratorio con la presión alternativa de cada una de los orificios de la nariz. Se trata del mudra *nasikagra*.

Paso 1

- Tapar el orificio derecho de la nariz con el pulgar y respirar por el izquierdo mientras mentalmente se cuenta hasta 3. Del mismo modo, se tapa el orificio izquierdo con el dedo anular, relajando la presión del pulgar sobre el orificio derecho, y se respira contando mentalmente hasta 3. El tiempo de inhalación y exhalación ha de ser el mismo.
- Repetir el procedimiento inhalando por el orificio derecho y exhalando por el izquierdo. Así se completa una serie. Deben realizarse 10 series.
- Incrementar poco a poco la cuenta hasta llegar a 12 inhalaciones y 12 exhalaciones. Se seguirá cambiando la proporción a 1:2, es decir, inhalar 5 veces y exhalar 10, hasta llegar a la proporción de 12:24.

Paso 2

Una vez dominado el paso 1, deberá practicarse este otro:

- Tapar el orificio derecho e inhalar por el izquierdo contando hasta 5. Después, tapar ambos orificios y retener el aire contando hasta 5 también. Luego, se destapa el orificio derecho, se inspira suavemente y se espira despacio contando hasta 5.
- Se repite la operación inhalando por el orificio derecho y reteniendo y espirando por el izquierdo. Se repite 10 veces.
- Aumentar la proporción de 1:1:1 para inhalar, retener el aire y exhalar a 1:1:2; luego, 1:2:2, 1:3:2 y 1:4:2.

Paso 3

- En este paso la inhalación se inicia por el lado izquierdo de la nariz, como en el ejercicio anterior, y se continúa con la retención del aire y la exhalación por el lado derecho; después, se hace otra vez la retención del aire.
- Se repite el ejercicio anterior inhalando por el lado derecho 10 veces.
- La proporción se inicia en 1:1:1:1 y se incrementa a 1:4:2:2, además, la duración se incrementa desde 5 hasta donde uno se sienta cómodo.

Precauciones

- La respiración debe ser fluida, nunca forzada.
- Nunca se debe respirar por la boca.
- Este pranayama debe realizarse bajo la supervisión de un experto.
- Si se siente alguna molestia, debe interrumpirse el ejercicio.
- El mejor momento para realizar esta técnica es a primera hora de la mañana, después de las asanas.

- Este pranayama debe constar de 5 a 10 sesiones diarias, lo que suma un total de unos quince minutos.
- Las personas que sufran hipertensión y dolencias cardiacas deben evitar la retención de aire de este pranayama.

Bhastrika pranayama

Ejecución
- Adoptar una postura meditativa cómoda con las manos sobre las rodillas según el mudra *gyana*.
- Mantener la cabeza y la columna rectas, cerrar los ojos y relajar todo el cuerpo.
- Adoptando el mudra *nasikagra*, tapar el orificio nasal derecho con el pulgar.
- Inspirar y espirar enérgicamente, sin forzar el orificio izquierdo, unas 10 veces. El abdomen debe expandirse y contraerse rítmicamente con la respiración.
- Tapar el orificio nasal izquierdo, y respirar rápida y enérgicamente a través del orificio nasal derecho.
- Respirar del mismo modo y de manera simultánea por ambos orificios.
- Al final de cada proceso, debe retenerse la respiración hasta un total de 30 segundos.

Precauciones
- En la realización del *bhastrika* sólo debe moverse el abdomen, nunca los hombros ni el pecho.
- El sonido de la respiración tiene que partir del abdomen, no de la garganta o el pecho.
- Si hay sensación de mareo, náuseas o sofocación, debe interrumpirse el ejercicio.

- Hay que evitar la respiración forzada, las muecas y los movimientos bruscos del cuerpo.
- Las personas que sufran hipertensión, dolencias cardiacas, úlcera duodenal, hernias, hemiplejia, epilepsia o vértigo no deben practicar el *Bhastrika*.
- El *Neti* es idóneo para los casos de taponamiento nasal y mucosidad.

Ujjayi pranayama

Ejecución
- Sentarse en una postura de meditación cómoda.
- Cerrar los ojos y relajarse.
- Inhalar suave y profundamente por ambos lados de la nariz emitiendo un sonido fricativo, bajo y uniforme a través de la glotis y abrir el pecho de modo natural.
- Retener la respiración durante cierto tiempo.
- Exhalar por ambos lados de la nariz.
- Relajar el pecho durante unos segundos antes de volver a realizar el ejercicio.
- Practicar de 10 a 20 minutos.

Precauciones
- Comprobar que durante la respiración no se hinche el abdomen.
- Las personas que sufran del corazón no deben retener la respiración.
- No contraer los músculos faciales ni la garganta.
- Las personas con espondilitis o hernia discal pueden practicar este ejercicio siguiendo la postura del *vajrasana* (del diamante) o la del *makarasana* (postura del cocodrilo).

Meditación

Patañjali, el primer profesor de yoga, describió la meditación como «el ininterrumpido pensar de un pensamiento». Swami Vivekananda dijo también: «La meditación es centrar la mente en un objeto. Cuando la mente llega a concentrarse en un objeto, puede concentrarse en cualquier otro objeto».

Proceso básico de la meditación

Si bien diferentes religiones, comunidades y grupos tienen diferentes maneras de meditar, el proceso básico de la meditación es prácticamente el mismo en todos los casos. El objetivo principal de la meditación es apartar la mente y los sentidos del entorno y centrar la atención en un objeto determinado.

La meditación en general consta de los siguientes pasos:

Relajación completa

La relajación completa significa la supresión consciente de todo movimiento corporal que lleva a la relajación de todos los músculos y al abandono del cuerpo.

- Sentarse en posturas como el *padmasana*, el *sukhasana* (piernas cruzadas) y el *vajrasana* o permanecer de pie.
- Mantener la postura elegida, la columna y el cuello erguido y el cuerpo relajado.
- Concentrar la mente en todas y cada una de las partes del cuerpo, de los pies a la cabeza.
- Dejar que cada una de esas partes del cuerpo se relajen y sentir que están completamente distendidas.

Conciencia de la respiración

- Concentrarse totalmente en la respiración siguiendo un ritmo lento y profundo.

- Concentrarse en el punto de encuentro de las dos fosas nasales y percibir la inspiración y la espiración.
- Después, centrar la atención en el ombligo y ser totalmente consciente de la contracción y expansión de los músculos abdominales durante la inhalación y la exhalación.
- Durante la meditación, puede llevarse a cabo una respiración alternativa, sin que ello signifique dispersión de pensamientos o incomodidad.

Conciencia del cuerpo

- Concentrarse en cada parte del cuerpo y percibir las sensaciones y vibraciones de cada una. Empezar por el dedo pulgar del pie derecho, subiendo por delante y por detrás hasta la cabeza, y centrándose en cada parte del cuerpo.
- Percibir el cuerpo como un todo mientras se vuelve a la postura inicial o se incorpora lentamente.

Conciencia de los chakras o centros psíquicos

- Sentado en una postura cómoda, fijar la atención en los siete chakras o centros psíquicos, empezando con el chakra *muladhara* o *shakti kendra*.
- Imaginar que las vibraciones fluyen del chakra *muladhara* al chakra *sahasrara* o *jyoti kendra*.

N.º	CHAKRA O CENTRO PSÍQUICO	LOCALIZACIÓN	ÓRGANO CORRESPONDIENTE
1	Chakra *muladhara* o *shakti kendra* (centro de energía)	Parte inferior de la columna y genitales	Testículos/ovarios

N.º	Chakra o Centro psíquico	Localización	Órgano correspondiente
2	Chakra *swadhisthana* o *taijasa kendra* (centro de bioelectricidad)	Encima del ombligo y en la espalda	Glándulas suprarrenales, bazo
3	Chakra *manipura*	Debajo del ombligo y en la espalda	Páncreas e hígado
4	Chakra *anahata* o *ananda kendra* (centro de la felicidad)	Pecho y zona del corazón	Glándula timo
5	Chakra *vishuddi* o *kendra* (centro de la pureza)	Garganta, nuca y cuello	Glándula tiroides y glándula paratiroides
6	Chakra *ajna* o *darshan kendra* (centro de la intuición)	Entrecejo	Glándula pituitaria
	Chakra *sahasrara* o *jyoti kendra* (centro de la iluminación)	Coronilla	Glándula pineal

Conciencia de los colores psíquicos

Los chakras o centros psíquicos pueden activarse con la visualización de determinados colores, que pueden producir unas vibraciones específicas. Ello se puede regular con la práctica habitual de la meditación.

Con la percepción de los diferentes chakras o centros psíquicos, puede visualizarse un determinado color específico para cada chakra. Esta práctica activa dichos centros y mejora sus funciones psíquicas.

N.º	Chakra/centro psíquico	Color de visualización
1	Chakra *muladhara* o *shakti kendra*	Rojo
2	Chakra *swadhisthana* o *taijasa kendra*	Naranja
3	Chakra *manipura*	Amarillo
4	Chakra *anahata* o *ananda kendra*	Verde
5	Chakra *vishuddhi l kendra*	Azul
6	Chakra *ajna* o *darshan kendra*	Violeta
7	Chakra *sahasrara* o *jyoti kendra*	Blanco

Autosugestión y determinación

La autosugestión significa recitar repetidamente una frase, por ejemplo: «Me está desapareciendo el dolor de la rodilla», etc. La autosugestión ayuda a construir la confianza y las creencias y contribuye a tolerar mejor las enfermedades y sus efectos. También suscita cambios fisiológicos, aminora los efectos de la enfermedad, el desequilibrio mental y los problemas emocionales.

La determinación o consideración significa desarrollar una actitud sana y positiva ante la vida. Puede llevarse a cabo repitiendo «no robaré», o «diré la verdad» o «seré el primero de la clase»… Repetir una resolución de este tipo ayuda a superar las actitudes negativas y las distorsiones psicológicas y desarrolla actitudes positivas, como la sinceridad, la amistad, la audacia, la tolerancia, el amor, la simpatía, etc.

Función de la meditación en el tratamiento de la alergia

- La práctica regular de la meditación puede llegar a estimular y modular nuestro sistema inmunológico y controlar la alergia, pues ésta es un trastorno de carácter inmunológico. Por tanto, aunque una persona experimente una reacción alérgica al exponerse a un alérgeno específico, la respuesta alérgica no será tan fuerte como para afectar a las actividades normales.
- Es aconsejable que las personas con alergia al polvo activen los chakras *sahasrara, ajua, vishuddi* y *anahata* por medio de la visualización de sus correspondientes colores, según la tabla de las páginas anteriores. Quienes sufran de alergia alimentaria deben activar los chakras *manipura* y *swadhisthana.*
- Durante el proceso de autosugestión, la persona afectada debe repetirse: «Mi alergia está controlada y yo estoy perfectamente». Estas afirmaciones ocasionan cambios fisiológicos y reducen la intensidad de los síntomas alérgicos, con la posibilidad de liberarse por completo de esos síntomas.
- La práctica regular de la meditación estabiliza y refuerza los sistemas neuromuscular, neuroendocrino e inmunológico y hace que el cuerpo se mantenga en forma y sin alergia.
- Controlar los pensamientos y las emociones negativas ayuda a superar el estrés, el cual puede ser un factor desencadenante de la alergia.

11

El aporte de la medicina natural

⌒

L a medicina natural o naturopatía es el seguimiento de las reglas de la naturaleza y el aprovechamiento de los recursos naturales, como el sol, el aire, el agua y la tierra, a fin de curar las variadas dolencias que afectan al ser humano.

Las ramas de la naturopatía útiles para combatir la alergia son:

- Hidroterapia.
- Fangoterapia.
- Masajes.

Hidroterapia

El agua es esencial en nuestra vida. No sólo sacia la sed, sino que además cuenta con diversas propiedades medicinales gracias a su rico contenido en minerales. El agua contiene cobre, carbón, azufre, fósforo, yodo, calcio y otros valiosos minerales y sustancias químicas de valor medicinal.

Cómo actúa la hidroterapia en el tratamiento de la alergia

- El agua caliente es buena para eliminar la congestión sanguínea de los órganos en los que se aplica, incrementando el flujo de la sangre en esa zona.
- El agua fría reduce la inflamación y relaja los vasos sanguíneos, normalizando la circulación de la sangre.
- La hidroterapia elimina la atonía de diversos órganos y activa la función digestiva y metabólica.
- Es un tratamiento que acaba con la acumulación de toxinas y residuos en el cuerpo.

Tipos de hidroterapia útiles para el tratamiento de la alergia

Para la alergia al polvo

- Baño dorsal de agua caliente o a temperatura ambiente.
- Ducha dorsal de agua a temperatura ambiente.
- Compresas de agua caliente en el pecho.
- Baño de pies de agua caliente.
- Baños de agua fría y caliente alternadamente.
- Inhalación de vapor de agua.

Para la alergia alimentaria

- Baño dorsal de agua fría.
- Ducha dorsal de agua fría.
- Compresas de agua caliente en el abdomen.
- Fricciones.
- Baños de asiento con agua fría y caliente alternadamente.
- Baño de pies de agua fría.

Baño dorsal de agua fría

Para este baño se utiliza un recipiente especialmente diseñado a tal fin. Se trata de una tina o cuba con una pared ligeramente elevada para que el paciente pueda apoyar cómodamente la cabeza. La cuba es de zinc. Para este baño se utilizan tres temperaturas diferentes: fría (1), media (2) y caliente (3).

Procedimiento

La temperatura del baño se mantiene entre 12 y 19 °C añadiendo agua fría a la tina. La profundidad del agua debe ser de 5 a 5,5 centímetros. Se le pide al paciente que se coloque en la cuba con la cabeza apoyada en la parte elevada del recipiente y que descanse las piernas sobre un pequeño taburete. Las manos pueden reposar a cada lado de la tina o bien se pueden dejar a ambos lados del cuerpo dentro del agua. La duración del baño será de 10 a 20 minutos, según proceda.

- De no contar con el recipiente adecuado para este tipo de baño, pueden utilizarse compresas de agua fría o bien una bolsa de agua larga, llena de agua fría o hielo, que cubra la columna. El efecto será el mismo. Tras el baño dorsal, se limpiará inmediatamente la tina y se pedirá al paciente que se bañe durante 10 o 15 minutos. En el caso de un paciente delicado, se le recomendará que repose en la cama tapado con una manta y que se bañe después de transcurridos unos 30 minutos.

Efectos fisiológicos

El agua fría es eficaz para reducir la inflamación y la congestión superficial. Relaja los vasos sanguíneos y normaliza la circulación de la sangre y la temperatura corporal.

Efectos terapéuticos

Este tratamiento es eficaz para aliviar dolencias tales como congestión cerebral, diversos tipos de vómitos, epilepsia, histeria, insomnio, fiebre, estreñimiento, insolación, etcétera. También es útil en casos de fuertes irritaciones, como por ejemplo la sensación de quemazón que producen los eccemas y la soriasis. En la alergia alimentaria, este tipo de baños controlan los síntomas diarreicos, los vómitos, el dolor de estómago, etcétera.

Contraindicaciones

No debe seguirse este tratamiento en caso de ciática, parálisis, asma, bronquitis, resfriado común, tos, dolor de espalda y cólicos uterinos y renales.

Baño dorsal con agua caliente o templada
Procedimiento

Será idéntico al del baño de agua fría. La temperatura del agua será de 44 a 46 °C para el baño de agua caliente y de 33 a 36 °C para el de agua templada. La duración puede variar entre 15 y 60 minutos.

Efectos terapéuticos

Relaja los centros nerviosos de la espina dorsal, proporcionando un efecto calmante y suavizante en las vísceras a través de los filamentos nerviosos. Alivia la irritabilidad nerviosa y la congestión del cerebro, el sistema nervioso y el sistema cardiovascular. Es muy eficaz en los casos de hipertensión, insomnio y epilepsia. En el caso de la alergia al polvo, este método aminora los síntomas de estornudos, resfriado, tos, etcétera.

Ducha dorsal

Este procedimiento es muy eficaz en el tratamiento de dolencias cerebrales y de la espina dorsal.

El doctor Laxmana Sharma, de Pudukottai, al sur de la India, diseñó una bañera de fibra de vidrio con un tubo perforado en el centro y un depósito en su interior con una capacidad de 40 litros. Este depósito, a su vez, está conectado a una pequeña bomba montada debajo del recipiente.

El paciente se tumba en la bañera y a continuación se pone en marcha el motorcito de la bomba. Una ducha constante y ascendente masajea suavemente la espina dorsal del enfermo.

Se trata del recipiente más cómodo de todos, y además permite regular la temperatura del agua, esto es: caliente, templada o fría.

Efecto terapéutico

1. Este método controla todos los órganos del cuerpo, desde las raíces nerviosas hasta la médula espinal. Nos referimos a los centros sensoriales, los centros de control de temperatura, los centros vasomotores, los centros simpáticos y parasimpáticos del cerebro y la espina dorsal.

2. La ducha dorsal, caliente o templada, es muy útil en los casos de alergia al polvo, pues gracias a ella los vasos sanguíneos de los pulmones se contraen y mejoran el suministro de oxígeno y de sangre. Además, calma los nervios, alivia la tensión muscular tras un día de trabajo y favorece el sueño nocturno.

3. Es asimismo útil en los casos de alergia alimentaria, produciendo una contracción de los órganos digestivos y de sus vasos sanguíneos, lo cual alivia la dia-

rrea, los vómitos y otras molestias gástricas e intestinales.

Precauciones

Una ducha demasiado caliente puede producir quemaduras en la piel.

Compresas calientes

Se sumerge en agua caliente y durante unos minutos un vendaje o un paño de lino de unos 3 metros de largo por 30 centímetros de ancho. Una vez bien escurrida la compresa, se envuelve con ella el abdomen, en el caso de alergia alimentaria; o el pecho, en el caso de alergia al polvo. Encima de estos paños se aplica un retazo de lana o una manta a fin de evitar la corriente de aire en esa zona y mantener el cuerpo caliente. Se deja la aplicación durante aproximadamente una hora para que transpire el cuerpo. Tras retirar las compresas, se frota la zona con un paño húmedo y después se seca con una toalla.

Baño de pies caliente

Éste es el tratamiento hidroterapéutico más eficaz para muchos de los problemas alérgicos.

Ejecución

Se llena la bañera con agua caliente, de 40 a 50 ºC, según la tolerancia de cada persona. La temperatura se ira incrementando cada 2 o 3 minutos, y la duración de baño será de 10 a 20 minutos. Antes de iniciar el baño, se le pide al paciente que beba uno o dos vasos de agua y se le aplica una toalla húmeda en la cabeza. Tras el baño, debe mantener los pies en agua fría durante 1 o 2 minutos, o bien frotarlos con una toalla empapada en agua fría, y después secarlos de modo enérgico con una toalla.

Algunos naturópatas recomiendan el mismo baño de pies, pero manteniendo las manos y los antebrazos, hasta el codo, inmersos en agua caliente. El baño debe realizarse durante 10 minutos dos o tres veces al día.

Efectos fisiológicos

Los baños de pies con agua caliente dilatan los vasos sanguíneos de los pies y dirigen la sangre hacia las partes congestionadas del cuerpo. Con esta acción reflexiva, elimina la congestión de órganos como el cerebro, los pulmones y los órganos del sistema digestivo y reproductor.

Efectos terapéuticos

Se trata de un tratamiento eficaz en casos de alergia al polvo (sinusitis, asma, bronquitis), alergia alimentaria, dolores de cabeza de todo tipo, insomnio, fatiga física, fatiga mental, mala circulación sanguínea, reumatismo, problemas menstruales, cólicos renales, gota, neuralgia, etcétera.

Contraindicaciones

Está contraindicado en los casos de fiebre alta, hipertensión, cardiopatías, embarazo, menstruación, ayuno prolongado, fracturas, etcétera.

Fricciones

El paciente debe sentarse en la bañera, con los pies sumergidos en agua caliente hasta los tobillos, y lavarse la cara con agua fría. En un recipiente lleno de agua con hielo se empapa una toalla de tocador con la que se fricciona enérgicamente el resto del cuerpo. Después, se cubre el cuerpo con una toalla de baño seca y se hacen de nuevo fricciones. Este tipo de baño es muy útil para los pacientes que sufren alergia alimentaria.

Baño de efecto revulsivo

Se prepara agua caliente, de 40 a 45 ºC; y agua fría, de 10 a 18 ºC. El paciente se sienta en el baño de agua caliente durante 5 minutos y después en el de agua fría durante 3 minutos. La cabeza y el cuello se mantienen fríos aplicándoles compresas de agua fría. El tratamiento finaliza pulverizando todo el cuerpo con agua fría. Este tipo de hidroterapia es útil para la alergia al polvo y la alergia alimentaria.

Baños de agua fría y agua caliente alternadamente

Se empieza con una ducha de agua caliente, a 40 ºC, durante unos cuatro minutos, a la que le seguirá otra de agua fría, a 15 ºC; así, hasta tres veces, finalizando con una ducha fría.

Fangoterapia o terapia del barro

La tierra nos proporciona alimento, nuestra principal fuente de energía. Del mismo modo, la tierra –ya sea en forma de barro, arcilla o en cataplasma–, nos ayuda en el tratamiento y prevención de muchas enfermedades.

La fangoterapia ayuda a activar el metabolismo estimulando los órganos digestivos y endocrinos. También ayuda a eliminar las impurezas y las toxinas del cuerpo.

Cómo utilizar el barro

- Se usa el barro que se comercializa como arcilla blanca, o bien el barro común. Éste se extiende al sol y se deja secar. Si es muy espeso, se le puede añadir algo de

arena para hacerlo más fino. Se criba bien a fin de retirar las piedras, la suciedad y las partículas que pueda
contener. Para obtener mejores resultados, debe dejarse el barro en agua toda la noche en un recipiente,
filtrarse después con un paño limpio y dejarse secar.

- El barro se utiliza con una espátula o con un palo
  limpio, nunca con las manos.
- Para obtener mejores resultados, en verano la arcilla
  se disuelve en agua fría o hielo; mientras que en invierno se hace en agua caliente.
- Para hacer cataplasmas de barro caliente, se hierve
  agua y se añade barro.
- Cuando se deja reposar el barro toda la noche, debe
  dejarse bien tapado para evitar que se contamine con
  polvo, suciedad u otras impurezas.
- El barro ya usado no deberá volver a utilizarse en el
  tratamiento de fangoterapia.

La fangoterapia en el tratamiento de la alergia

Cataplasmas de barro

- **Para la alergia alimentaria:** Disponer sobre el abdomen un paño de algodón grueso, previamente empapado en agua fría o hielo, bien escurrido. Encima
  del paño aplicar un emplasto de barro durante 30 minutos. Una vez retirada la cataplasma, aplicar un paño
  frío. Repetir la operación 3 o 4 veces. En caso de dolor agudo en el abdomen, se utilizará el agua templada.
- **Para problemas oculares:** Aplicar barro seco sobre
  los ojos, con gran cuidado para que no entre en los

mismos. Se trata de un tratamiento muy eficaz para la inflamación de ojos causada por la alergia al polvo.

- **Para la alergia cutánea:** Aplicar en la zona afectada barro mezclado de *mitti multani* (arcilla especial). Una vez seco el barro, retirar con agua caliente, nunca con jabón.

- **Para la alergia que afecta a los oídos:** Llenar parte del oído externo con un poco de algodón y poner encima arcilla seca. Aplicar una cataplasma de barro caliente sobre el oído afectado, y también alrededor del cuello. Es un tratamiento muy eficaz para el dolor de oídos, los forúnculos en el exterior del oído, las secreciones… En casos agudos, antes de aplicar el barro debe prepararse la zona con un paño empapado en agua caliente. La cataplasma debe cambiarse con frecuencia.

- **Para la alergia al polvo:** Aplicar una cataplasma de barro alrededor del cuello y de la garganta, así como en el pecho y en la parte superior de la espalda; es muy útil para combatir las alergias al polvo que afectan a nariz, garganta y pulmones (asma).

- **Para todo tipo de alergias:** Se prepara un emplasto que cubra todo el cuerpo; para ello se utiliza una sábana de algodón gruesa y se aplica barro encima. Se cubre el cuerpo con otra sábana de manera que el barro tape todo el cuerpo. Otro método es cavar un hoyo de la medida del paciente, hacer que éste se tumbe y cubrirlo enteramente con barro húmedo, dejando al aire tan sólo la cabeza y el cuello.

Baño de barro

El barro que se utiliza para este tipo de baños debe ser tierra secada al aire y al sol y que no contenga fertilizantes. Ese barro o tierra se mezcla con algo de arena y de agua y se aplica en todo el cuerpo por la mañana. El paciente debe permanecer al sol, a una temperatura suave, durante 30 o 40 minutos; a medida que el barro empiece a secarse, se irá aplicando más. El tratamiento finaliza con un baño de agua fresca.

Algunos centros cuentan con una bañera especial que permite al paciente estar tumbado y cubierto de barro hasta la barbilla; ahí debe permanecer cómodamente durante 30 minutos y después se baña.

Masajes

El masaje es un excelente ejercicio pasivo, a la vez que una manera eficaz de curar muchas dolencias. Forma parte de la naturopatía y de la medicina ayurvédica.

Con el masaje se tonifica el sistema nervioso y se activan todas las partes del cerebro; se contribuye a la eliminación de las toxinas y de los residuos que provienen de riñones, pulmones, intestinos y piel. Además, el masaje estimula la circulación sanguínea, la digestión y el metabolismo.

Masajes útiles para el tratamiento de la alergia:

- Amasamiento.
- Palmoteo.
- Martilleo.
- Vibración.
- Golpeteo suave.

Amasamiento

El amasamiento es una técnica de masaje muy importante para el tratamiento de la alergia. Con ambas manos se amasa en profundidad el abdomen y la parte inferior de la espalda en el caso de la alergia alimentaria; en el caso de la alergia al polvo, el masaje se efectúa en la cabeza, el cuello, el pecho y la parte superior de la espalda. Esta técnica se realiza durante 10 o 15 minutos, preferiblemente por la mañana y con el estómago vacío.

Palmoteo

Se trata de un movimiento enérgico sobre el estómago o el pecho, según el tipo de alergia. El paciente se tumba boca arriba de modo que el masajista quede frente a él por el lado derecho. Se cubre la parte superior del abdomen con una manta y el masajista o fisioterapeuta efectúa un palmoteo con el hueco de la palma de la mano y los dedos ligeramente apretados, trasmitiendo la presión desde el hombro.

La técnica del palmoteo produce una estimulación mecánica del abdomen y del pecho, controlando así sus actividades regulares.

Martilleo

Es un masaje similar al palmoteo, a excepción de que en él se utilizan ambas manos de modo alternativo sobre el abdomen y el pecho, y la fuerza ejercida es mayor.

Esta técnica deberá ser realizada únicamente por un naturópata cualificado y con experiencia.

Vibración

Utilizando una o ambas manos, se realiza una vibración continua sobre el estómago o el pecho. Consiste en una sutil sacudida de la zona afectada mediante un ligero movimiento de los dedos o de la muñeca. Estos movimientos ejercen un efecto «rebote» en el abdomen o en el pecho que estimula la actividad de estas partes del cuerpo.

Pueden producirse vibraciones más fuertes manteniendo una mano sobre la espalda (en la columna), y la otra sobre el abdomen, moviendo ambas manos en el momento de
la extracción del aire, en la espiración.

Golpeteo suave

Para el tratamiento de la alergia se recomienda un masaje
lento y profundo en pecho o abdomen. Se realiza con las
puntas de los dedos de ambas manos, ejerciendo cierta presión de un modo continuo y en la zona determinada. Este
masaje relaja los nervios y los músculos tensos y doloridos,
lo cual produce un efecto directo en esas zonas.

Aceites medicinales

En el tratamiento de la alergia alimentaria, los masajes pueden realizarse utilizando aceite de almendras, de oliva, de
mostaza, de sándalo, de coco o de *ghee «sati»* (tipo de mantequilla clarificada). Estos aceites se aplican, preferiblemente templados, en el abdomen y en la espalda, y con el estómago vacío.

Los aceites medicinales que contienen *brahmi* o *bacopa*
(*Herpestis monniera*), y otros como *bala, amruta, ashwagan-
dha, shatavari, gotu kola, bhringaraj* y *mandukparni* tienen
un efecto refrescante en el sistema digestivo. Los aceites aro-
máticos esenciales, como el aceite de loto, el de menta, an-
gélica, rosa, jazmín indio, limoncillo, vetiver, manzanilla
azul, salvia romana, láudano, gardenia, jazmín y lavanda
son también muy útiles para el tratamiento de la alergia
alimentaria que provoca vómitos y diarrea.

Para este tipo de alergia alimentaria, ciertos aceites dan
excelentes resultados. Los más comunes son el aceite de semilla de algodón, de sésamo, de ricino, de oliva y de coco.

Para obtener mejores resultados, estos aceites se pueden combinar con eucalipto, alcanfor, almizcle o mirra.

El aceite de jojoba, así como los aceites esenciales del cedro, pino, almizcle, canela, enebro, albahaca, jengibre, comino, cayena, clavo, milenrama, pepita de uva, aguacate y colza también dan muy buenos resultados. Estos aceites se aplican en el pecho y en la espalda en un masaje que durará de 15 a 20 minutos, preferiblemente con el estómago vacío; a continuación el paciente tomará un baño de agua caliente. Los aceites de coco y de oliva tienen un efecto suavizante en los casos de alergia cutánea.

12
El aporte de la medicina ayurvédica en el control de la alergia

~

El tratamiento de la alergia en la práctica ayurvédica no se limita a los fármacos, la dieta y el ejercicio. Esta diferencia en el tratamiento de la enfermedad se debe al enfoque distinto de la dolencia. En el ayurveda, se cree que toda enfermedad se debe al desequilibrio de los *doshas* (principios metabólicos de cada individuo), es decir, que un *dosha* está más desarrollado que otro. Comúnmente se cree que la alergia se debe al aumento del *dosha vata*. En algunos individuos, según su naturaleza, puede haber un incremento de las *doshas pitta* o *kapha*. De este modo, la base del tratamiento en el ayurveda consiste en conseguir el equilibrio de los tres doshas.

Para simplificar, el tratamiento ayurvédico de la alergia se divide en alergia al **polvo**, alergia **alimentaria** y alergia **cutánea**.

Tratamiento ayurvédico de la alergia al polvo

Se distinguen dos categorías:

- Tratamiento con remedios caseros.
- Tratamiento con medicinas ayurvédicas.

Remedios caseros

- Té negro con pimienta negra en polvo, jengibre en polvo y hojas de *tulsi* o albahaca morada (*Ocimum sanctum*). Esta infusión puede tomarse 3 o 4 veces al día para aliviar el moqueo, el dolor de cabeza y la irritación de garganta.
- Dos gramos de polvo de cúrcuma bien mezclados con una taza de leche caliente, tomados dos veces al día, combaten de modo efectivo la tos. Este remedio debe tomarse durante 15 días.
- Cinco mililitros de zumo de albahaca morada fresca mezclados con diez mililitros de miel, tomados dos veces al día, calman la tos en niños y adultos.
- Para la tos crónica se machacan uno o dos dientes de ajo y se mezclan con un vaso de leche. Se hierve la leche hasta que quede reducida a la mitad, se filtra y, si se desea, se le añade un poco de azúcar. Se divide la mezcla en dos partes: una se toma por la mañana y otra por la tarde. Debe tomarse durante una semana. Se notará una gran mejora, pero los pacientes que sufran acidez de estómago no deben seguir este tratamiento, pues podría perjudicarles.
- Similarmente se utiliza el jugo de cebolla. Se mezclan 5 mililitros de jugo de cebolla con 10 mililitros de miel y se tomará dos veces al día durante diez días.
- La inhalación de vapor de cúrcuma en agua es muy buena contra la tos.

- Se tuesta una cucharadita de harina de garbanzo (un gramo) con una cucharadita de *ghee* puro, se añade una taza de leche y 4 o 5 almendras y se hierve durante dos o tres minutos. Este preparado debe tomarse antes de ir a dormir y después hay que beber agua.

- Para dilatar los bronquios y disolver la mucosidad de los senos nasales y de los pulmones debe tomarse dos veces al día el jugo de un diente de ajo (una vez pelado) mezclado con una cucharadita de miel. En la tradición herborista francesa se aconseja un baño de pies con ajo. También es eficaz tomar una sopa de ajo caliente antes de ir a la cama. Los pacientes con úlcera y hemorragias no deben seguir este tratamiento.

- Media cucharadita de asa fétida, 50 mililitros de aceite de sésamo y una pizca de alcanfor, aplicadas sobre el pecho, alivian la congestión y el malestar.

- Se mezcla una cucharadita colmada de jugo de jengibre fresco, otra de jugo de hoja de betel y el jugo de un diente de ajo, y se toma una cucharadita de esta mezcla 3 veces al día.

- Se mezcla un poco de alcanfor y otro poco de asa fétida y se forman píldoras del tamaño de un guisante. Una a dos píldoras 3 o 4 veces al día, ingeridas con agua caliente, alivian los síntomas alérgicos.

- Para los ataques de asma es muy eficaz un tratamiento a base de pipal, *amla* o emblica y jengibre, machacado todo en iguales proporciones, que se toma con miel, azúcar *candy* y *ghee*.

- El gur (melaza) mezclado a partes iguales con aceite de mostaza y tomado durante 21 días proporciona un alivio duradero del asma.

- El pipal en polvo, junto a *sendha namak* (sal de roca) y zumo de jengibre alivia las alergias en una semana.
- El yogur inhibe la producción de histamina, la cual origina síntomas alérgicos. El yogur de leche de cabra es el más idóneo, debiendo tomarse preferiblemente por la tarde.
- El zumo de uva proporciona mucha energía, elimina las mucosidades y las flemas y limpia la sangre de toxinas.
- Los arándanos contienen ácido cítrico, málico y benzoico natural, elementos que actúan como antisépticos intestinales y facilitan la digestión. Además contienen un antiespasmódico bronquial que dilata los conductos respiratorios. Estos frutos deben tomarse cocidos y triturados, bien con agua caliente o bien solos.
- Tres o cuatro cucharadas de espárragos cocidos o diluidos con agua en forma de bebida caliente o fría, dos veces al día, proporcionan buenos resultados.
- Una taza de infusión de tomillo endulzada y con limón ayuda a eliminar las flemas de los pulmones en caso de asma bronquial. Las infusiones de salvia, consuelda, manzanilla, hojas de eucalipto y ajo son eficaces contra el asma.
- El *jushanda* es un remedio popular para la bronquitis. Se hierve una cucharadita de este polvo disuelta en una taza de agua hasta que quede reducida a la mitad, después se endulza y se toma por la mañana antes del desayuno y antes de dormir.

Medicinas ayurvédicas tradicionales
- Si no se encuentra el *amla* a granel, se puede encontrar ya preparada en forma de polvo en establecimien-

tos ayurvédicos con el nombre de *Amalaki rasayana.* Tomar 3 gramos de este polvo con leche caliente dos veces al día.

- *Sitopaladi choorna* es una medicina ayurvédica muy común. De 3 a 5 gramos de este polvo se mezclan con cinco mililitros de miel y se toma de dos a tres veces al día.

- *Lavagandi vati:* se mastica una tableta de este medicamento tres veces al día. Alivia rápidamente la irritación de garganta y la tos. Es útil para llevar de viaje.

- *Kaph-ketu ras:* se trata de otro buen preparado que se administra con agua caliente en dosis de una o dos pastillas diarias.

- Tomar cinco gramos de *talisadi choorna,* más 1 gramo de *kapardika bhasma* dos veces al día durante 15 días, para las intolerancias alimentarias.

- *Tribhuvan kirti ras:* es un buen medicamento para la gripe que debe tomarse en dosis de una a dos tabletas machacadas y mezcladas con miel, de tres a cuatro veces al día.

- *Agastya rasayana:* se administra habitualmente a las personas asmáticas que sufren estreñimiento, estornudos, congestión de nariz y garganta.

- *Maha laxmi vilas ras:* una tableta tomada dos veces al día con *Triphala quatha* constituye un buen remedio contra la sinusitis.

- *Chitraka hareetaki:* disponible en forma de *lehya* (medicamento ayurvédico de absorción sublingual) es un remedio muy eficaz. Se mezclan dos cucharaditas en un vaso de leche caliente y se toma dos veces al día.

- *Laxmi vilas ras* (Nardiya): una tableta tres veces al día para resfriados que cursan con fiebre.

- *Shad bindu tail:* puede usarse una o dos gotas dos veces al día, inhaladas.
- *Talisadi churan:* de media a una cucharadita mezclada con miel y jugo de jengibre alivia en uno o dos días los problemas respiratorios de carácter alérgico. Puede llegarse a 3 tomas diarias.
- *Khadiravati:* se mantiene en la boca y se disuelve en ella lentamente. Alivia la bronquitis asociada a la congestión de garganta. Pueden tomarse de 4 a 6 pastillas al día.
- *Vasarishta:* es un medicamento líquido que se toma en dosis de 15 mililitros disueltos en la misma cantidad de agua, dos veces al día después de las comidas.
- *Haridara khand:* cinco gramos de este producto disueltos en una taza de leche caliente antes de ir a la cama alivian los síntomas de la alergia al polvo.

Tratamiento ayurvédico de la alergia alimentaria
- Una decocción de sándalo tomada diariamente 3 veces al día alivia la acidez de estómago que provoca la alergia alimentaria.
- Es aconsejable tomar pulpa fresca de coco de vez en cuando. El agua de coco alivia la irritación gástrica.
- Beber de 200 a 500 mililitros de leche fría diariamente en pequeños sorbos, y también antes de ir a dormir, es muy eficaz para combatir la acidez.
- Un remedio casero muy útil para evitar los gases es el cardamomo en polvo, unos 5 gramos, disuelto en agua. Otro remedio consiste en mezclar asa fétida previamente frita con *ghee*, sal negra, cardamomo y jengibre seco (unos 5 gramos de cada sustancia). Se ma-

chaca bien todo hasta conseguir un polvillo fino y se guarda en un tarro. Esta mezcla, disuelta en un poco de agua tibia y tomada de 2 a 3 veces al día, alivia al instante las molestias que causa la flatulencia.

- Otra manera similar de combatir los gases es mezclar 2 gramos de *ajmoda* (semilla de apio), 1 gramo de *saunph* (anís), un poco de azúcar (al gusto) y agua tibia, y tomar media cucharadita de la mezcla.

- Una parte de asa fétida, 2 partes de *vacha* (cálamo aromático), 3 partes de *kala namak* (sal negra), 4 partes de *sonth* (jengibre), 5 partes de *jeera* (comino), 6 partes de *harar* (*Terminalia chebula*), 7 partes de *pohkar* mul y 8 partes de *kuth* se mezclan y machacan hasta formar una *choorna* (un fino polvo). Esta mezcla, tomada de 2 a 3 veces diarias con un poco de agua caliente, alivia de inmediato la flatulencia.

- El *amlaki*, cuyo nombre botánico es *Emblica officinalis*, o grosella india, es un remedio extraordinario para la alergia alimentaria. Su jugo se toma endulzado, diariamente y con el estómago vacío.

- Ciertas plantas con propiedades astringentes, como *patol patar, brahmi* bacopa, aloe, etc. son también muy eficaces.

- Una decocción de 25 a 50 mililitros de cebada, pipal (higuera sagrada) y parval (verdura india) con un poco de miel, tomada dos veces al día, combate la acidez y las úlceras.

- El polvo de harar (de 2,5 a 5 miligramos) mezclado con miel y gur es muy útil para controlar la alergia alimentaria.

- Una infusión de 20 mililitros de *dashmool* (combinación de diez plantas a la venta ya preparada) mezclada con 2,5 gramos de jengibre en polvo, dos veces al día, proporciona un alivio inmediato.

- El harar en polvo y el pipal, disueltos en agua caliente y a partes iguales, asimismo resultan muy eficaces.
- La leche de cabra hervida y mezclada a partes iguales con agua, tomada en pequeñas dosis, constituye un buen remedio para la diarrea.

Medicinas ayurvédicas clásicas

- *Choorna avipattikara*: se trata de un buen remedio ayurvédico. Debe tomarse durante 40 días, dos veces al día, en una proporción de unos 30 gramos de este extracto en polvo disuelto en 50 mililitros de agua caliente.
- *Sutshekar ras* (simple): una tableta tres veces al día con un poco de agua, después de las comidas, acaba con la acidez.
- *Kamdudha ras* (perlas): tratamiento para la acidez que debe tomarse una vez al día.
- *Hingvastala choorna*: Se toma en dosis de una cucharadita disuelta en agua caliente dos veces al día.
- *Hingutriguna taila*: si se ingiere con el estómago vacío, combate el estreñimiento. La dosis debe ser de 2 cucharaditas una vez al día con una taza de agua caliente. Facilita el movimiento intestinal.
- *Kumar asava*: 20 mililitros de este líquido mezclado en agua caliente a partes iguales, dos veces al día, alivia la aerofagia.
- *Leevilas ras*, *Chanderkala ras* y *amalpithantak loh* son otros medicamentos igualmente útiles.
- *Kutaj ghan vati*: muy eficaz para combatir la diarrea. Debe tomarse una tableta tres veces al día.

- *Sanjivini vati*: de prescripción muy común por los médicos ayurvédicos. Trata la indigestión, la flatulencia y la diarrea. La dosis es de 3 píldoras tres veces al día.
- *Kutajaristha*: Tomado dos veces al día –después de las comidas, en dosis de 15 mililitros con la misma cantidad de agua–, acaba con la diarrea de la alergia alimentaria.

Tratamiento ayurvédico de la alergia cutánea

Remedios caseros
- Debe limpiarse diariamente la parte afectada con una decocción de corteza de lila india o árbol de neem. Esta simple medida previene las infecciones y la comezón.
- Una pasta preparada a partir de la corteza del neem se aplica en la zona afectada y después, una vez seca, se lava.
- El aceite puro de neem, en una dosis de 2 a 4 gotas y mezclado en una taza de leche caliente y azúcar, debe tomarse diariamente durante 40 días.
- Una cantidad a partes iguales de *doob grass* (gramínea llamada comúnmente diente de perro), *harar, sendha namak* (sal de roca), *chakbar* y *tulsi* –todo bien triturado y mezclado con crema de leche– se aplica diariamente en la zona afectada durante 4 o 6 semanas, consiguiendo un resultado muy bueno.
- *Gairika* (ocre rojo): se trata de otro remedio muy eficaz para la alergia cutánea. Debe tomarse en dosis de media cucharadita disuelta en agua dos veces al día.

Medicinas ayurvédicas tradicionales

Remedios caseros

Hay una serie de aceites y linimentos muy efectivos y relajantes que deben utilizarse bajo la supervisión de un médico ayurvédico, ya que contienen sustancias como arsénico, mercurio, azufre, etc.

- *Pancha tikta ghrita guggul:* dos cucharaditas de ghee (mantequilla clarificada) puro disueltas en una taza de leche caliente; debe tomarse con el estómago vacío, preferentemente en ayunas, seguidas de unos sorbos de agua caliente.
- *Khadirarista:* esta poción líquida, en dosis de 20 mililitros, bien mezclada con la cantidad equivalente de agua, debe tomarse dos veces al día después de las comidas.
- *Guduchyadi taila:* se trata de un aceite medicinal que se aplica externamente en la zona afectada por la alergia.
- *Mahamarichayadi taila:* es muy efectivo aplicado externamente.
- *Panchnimbadi churan:* tomando de media a una cucharadita dos veces al día, después de las comidas, se obtienen magníficos resultados entre 15 y 20 días después de empezar el tratamiento.
- *Sutsekhara rasa* (pura): se toma una tableta diaria tres veces al día.
- *Kamdudha ras:* una tableta de 125 miligramos tres veces al día.
- *Haridra khand:* una cucharadita disuelta en una taza de leche caliente antes de ir a dormir.

13

Tratamiento homeopático de la alergia

~

El término *homeopatía* proviene de las palabras *homeo*, que significa «semejante», y *pathos*, que significa «sufrimiento». La homeopatía ve los síntomas como una señal positiva que emite el cuerpo cuando intenta sanar. Por tanto, los síntomas no deben suprimirse, como ocurre en el caso de la alopatía, y los remedios se utilizan para ayudar a estimular el proceso de curación.

Un homeópata receta un tratamiento para el individuo «completo», según los tres principios del creador de la homeopatía, Hahnemann:
- Ley de la similitud.
- Ley de las diluciones o dosis mínimas.
- Ley del tratamiento del individuo como un todo.

Ley de la similitud
Este principio o ley, que Hahnemann formuló en 1796, afirma que una sustancia tomada en grandes dosis puede producir los síntomas de una enfermedad en una persona

sana, y puede curar esos mismos síntomas en una persona enferma siempre que las dosis sean mínimas. Hahneman creía que ello se debe a que la naturaleza permite que el cuerpo humano sufra dos dolencias similares al mismo tiempo. Los tratamientos homeopáticos funcionan al introducir una dolencia artificial, similar a la que sufre el cuerpo y que niega la original, y sus efectos son tan mínimos que no causan daño.

Ley de las diluciones o dosis mínimas

Este principio sostiene que las sucesivas diluciones de un medicamento aumentan las propiedades curativas del mismo, a la vez que eliminan sus efectos secundarios. Eso significa que para el tratamiento de la enfermedad se necesita la menor dosis posible de medicamento.

Ley del tratamiento del individuo como un todo

Los homeópatas creen que la enfermedad o sus síntomas no son fenómenos aislados, sino que afectan a la totalidad del individuo, por lo cual cada persona recibe un tratamiento individualizado en función de su personalidad, temperamento, estado físico y emocional, gustos y aversiones.

Leyes de la curación

Se dice que el tratamiento homeopático funciona siguiendo tres reglas de cura, a saber:

- Un remedio empieza a curar desde la parte superior del cuerpo y funciona hacia abajo.
- Va de dentro afuera y de los órganos mayores a los menores.
- Los síntomas se disipan de manera inversa a la que aparecieron.

Ventajas de la homeopatía sobre otros sistemas médicos

- Es el tratamiento de menor riesgo, carente de efectos secundarios.
- Puede utilizarlo todo el mundo: niños, embarazadas y ancianos.
- Se utiliza en todo el mundo; en la India lo siguen más de 100 millones de personas.
- Es el único tratamiento médico que considera al paciente como un todo, teniendo en cuenta sus características físicas, emocionales y mentales.
- El tratamiento es diferente para cada individuo.
- Es indoloro y fácil de administrar.
- No es caro.
- No requiere dietas especiales ni cambios de estilo de vida.
- Aporta alivio rápido y en muchos casos una curación total.
- No suprime los síntomas, sino que mejora el sistema inmunológico a largo plazo.
- Muchos problemas de orden quirúrgico y enfermedades crónicas se resuelven con la homeopatía.

Precauciones para el tratamiento homeopático

- Cuando se sigue este tratamiento, debe evitarse el consumo de bebidas alcohólicas, cigarrillos y alimentos especiados o mentolados.
- Los medicamentos homeopáticos deben guardarse en un lugar fresco y oscuro, herméticamente cerrados y lejos de perfumes, ambientadores o aceites esenciales. Guardados de manera apropiada, su efectividad se mantiene unos cinco años.

Cómo utilizar los medicamentos homeopáticos

- Debe tomarse tan sólo un medicamento al mismo tiempo.
- No hay que tocar los fármacos con las manos, sino que para ingerirlos debe utilizarse un pequeño recipiente o una cuchara limpia.
- Los medicamentos deben tomarse después de haberse enjuagado la boca con agua y preferiblemente con el estómago vacío, o al menos 30 minutos después de las comidas.

Medicamentos homeopáticos para la alergia

Para la alergia al polvo se utilizan los siguientes medicamentos:

- Alergia que afecta a los ojos: los tratamientos más eficaces son la Eufrasia (gránulos y gotas), Pulsatilla, Hepar sulfuris, Acónito y Mercurius solubilis (pus).
- Alergia que afecta a nariz, garganta y oídos: Kali bichromicum, Hepar sulfuris, Pulsatilla, Arsenicum album, Natrum muriaticum, Calcarea phosphorica, Sulfur, Allium, Gelsemium, Spongia.
- Asma alérgico: Arsenicum, Bryonia, Natrum Sulfuricum, Lachesis, Ipecac, Antimonium tartaricum.

Para la alergia alimentaria, los medicamentos más efectivos son:

- Para náuseas, vómitos y acidez de estómago: Sepia, Nux vomica, Arsenicum, Phosphorus, Pulsatilla, Árnica, Acónito, Anacardium, Kali bichromicum, Bryonia, China officinalis, Lycopodium, Graphites.

- Para dolores abdominales, flatulencia y diarrea: Lyco-podium, Arsenicum, Argentum nitricum, Chantaris, Colchicum, Colocynthis, China, ácido fosfórico, Pul-satilla, Acónito, Mercurius, Sulfur, Baptisia.

Para las alergias cutáneas

Para este tipo de alergia, las diluciones homeopáticas más eficaces son: Urtica, Apis, Dulcamaera, Natrum muriati-cum, Rhus toxicodendron, Sulfur, Arsenicum, Graphites, Acónito.

Para la alergia a las picaduras de insectos

El tratamiento inmediato para este tipo de alergia es limpiar la zona afectada con tintura de *Hypericum perforatum* (hier-ba de san Juan o hipérico). Otros remedios eficaces son: Apis, Ledum, Árnica, Acónito (cuando además hay *shock anafilético*).

Para la alergia solar

Cuando esta alergia viene acompañada de dolor y sensación de ardor, las sustancias homeopáticas más indicadas para suavizar y curar la piel son: Aloe vera, Allium hypericum (gránulos o pomada), Cantharis, Arnica Urtica (gránulos o pomada) y Acónito.

14

¿Es la magnetoterapia una solución?

~

La magnetoterapia es una rama de la medicina natural que trata las dolencias aplicando imanes al cuerpo del paciente. Se trata del tratamiento médico más sencillo, económico e indoloro, y no tiene ningún efecto secundario.

Tratamiento magnetoterapéutico de la alergia

Alergia al polvo
La alergia al polvo puede tratarse de modo efectivo, e incluso curarse totalmente, utilizando la magnetoterapia de las siguientes maneras:
- El tratamiento tradicional de la alergia consiste en mantener el polo norte de un imán fundido de aleación de alta potencia bajo la palma de la mano derecha y el polo sur bajo la palma de la mano izquierda durante 10 minutos dos veces al día. De este modo se regulan los sistemas respiratorio, circulatorio y nervioso.

- Se aplica el polo norte de un imán cerámico curvo en la fosa nasal derecha y el polo sur en la izquierda durante 10 minutos, dos veces al día. Este método aliviará la nariz tapada, los estornudos, el moqueo, el lagrimeo y la dificultad de respiración.
- El mismo tipo de imán se aplica en la garganta durante 10 minutos, dos veces al día, para reducir la irritación de garganta y la tos seca.
- El collar magnético, que consta de 20 pequeños imanes, se coloca en el cuello de modo que toque la parte superior del pecho. Debe llevarse todo el día puesto, salvo durante el baño. Puede llevarse puesto también toda la noche.

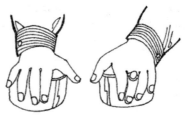

El polo norte bajo la palma derecha y el polo sur bajo la palma izquierda.

- Se toma agua magnetizada (una con el polo norte y otra con el polo sur) de modo simultáneo en dosis de 50 a 75 mililitros, tres o cuatro veces al día, en adultos, y en dosis más pequeñas en niños. Este tratamiento ayuda a eliminar la congestión del pecho y de los pulmones.

Alergia alimentaria
- Debe mantenerse el polo norte del imán fundido de aleación de alta potencia bajo la palma de la mano

derecha y el polo sur bajo la planta del pie izquierdo durante 10 minutos dos o tres veces al día. Este método regula el sistema digestivo y controla los síntomas de la alergia alimentaria.

- Se toma agua magnetizada con el polo norte y con el polo sur después de cada deposición o cada vómito en dosis de 50 a 70 mililitros, tres o cuatro veces al día, en adultos y, a dosis inferiores, en niños.

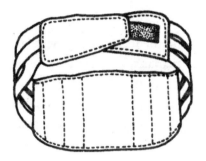

Alargador de cinturón.

Alergias cutáneas y alergias a las picaduras de insectos

- El polo norte del imán fundido de aleación de alta potencia se aplica directamente en la parte afectada por la picadura o la alergia, manteniéndolo durante 10 o 15 minutos. Para la alergia cutánea, el imán debe aplicarse en la parte afectada durante 10 a 15 minutos, tres veces al día.
- Se toma agua magnetizada con el polo norte diariamente en dosis de 50 a 70 mililitros, tres o cuatro veces al día, en adultos, y a dosis menores en niños. La parte afectada puede lavarse regularmente con esa misma agua.

Efectos adversos

Son muy poco frecuentes, especialmente en las personas que utilizan electroimanes muy potentes. Los efectos descritos son los siguientes:

Ligero temblor en manos y pies, sensación de calor en el cuerpo, pesadez de cabeza, sequedad de boca, ganas de orinar, ligero vértigo y sudor en las zonas que están en contacto con imanes.

Precauciones

- El mejor momento para practicar la magnetoterapia es por la mañana, preferiblemente en ayunas y después de tomar un baño.
- Conviene no comer o beber cosas frías hasta después de una hora, como mínimo, del tratamiento con imanes.
- Dado que la magnetoterapia produce cierto calor en el cuerpo, no debe tomarse un baño hasta que haya transcurrido una hora luego del tratamiento.
- La aplicación de imanes de fuerte o mediana potencia después de una comida copiosa puede producir náuseas.
- Las embarazadas, las personas muy débiles y los niños no deben utilizar imanes de alta potencia.
- Los imanes potentes no deben aplicarse directamente en lugares y órganos delicados del cuerpo, concretamente en los ojos, la cabeza y el corazón.
- Los relojes no deben entrar en contacto con los imanes, a menos que sea antimagnético o a prueba de magnetismo.
- La magnetoterapia aplicada durante un periodo prolongado puede dar lugar a pesadez de cabeza, vértigo,

bostezos, hormigueo, etcétera. En tales casos, debe interrumpirse de inmediato el tratamiento con imanes y tomar un descanso.

- Los polos opuestos de los imanes potentes no deben acercarse uno a otro, pues se atraen con fuerza.

- Cuando no se utilizan, los imanes potentes o medianos deben guardarse juntos en un lugar apropiado, pues de este modo no se derrocha su magnetismo y no se desmagnetizan rápidamente.

- En los tratamientos en los que los imanes se aplican bajo las palmas de las manos, no es necesario quitarse los anillos de oro o de plata.

15

Beneficios de la digitopuntura y la reflexología o terapia zonal

◁◀

Desde tiempo inmemorial, se sabe que en el cuerpo humano hay una actividad bioenergética y bioeléctrica que permite moverse, respirar, comer e incluso pensar. Esta energía se denomina «prana» o «chetana» en la India, mientras que en China se denomina «chi», y contiene una fuerza negativa, o «yin», y una positiva, o «yang». Esta fuerza o flujo bioenergético fluye por unos canales determinados del cuerpo llamados meridianos o «jing».

En nuestro cuerpo hay catorce meridianos, doce de los cuales son bilaterales (localizados a derecha e izquierda del cuerpo); los dos restantes coinciden con la línea media delantera y posterior del cuerpo. Los doce meridianos bilaterales comprenden seis meridianos «yin», que van de los pies o de la mitad del cuerpo hasta la cabeza, o hasta los dedos y los meridianos «yang», que van en dirección contraria.

Estos meridianos mantienen el flujo de la bioelectricidad y están conectados con los órganos o sistemas principales del cuerpo. Un extremo de cada meridiano se encuentra en la mano, la pierna o la cara, y el otro extremo en el órgano principal del que toma su nombre. Por esta razón, la presión ejercida en un determinado punto de la mano o la pierna afecta al órgano conectado con ese punto.

Los catorce meridianos son meridiano del intestino grueso, meridiano del estómago, meridiano del intestino delgado, meridiano de la vejiga, triple calentador, meridiano de la vesícula biliar, meridiano del pulmón, meridiano del bazo, meridiano del riñón, meridiano del corazón, meridiano del pericardio, meridiano del hígado, meridiano del vaso rector y meridiano del vaso de la concepción.

Cada uno de los catorce meridianos tiene meridianos subsidiarios. Si el fluido de la bioenergía en un meridiano no es el adecuado, puede corregirse estimulando ciertos puntos del meridiano ejerciendo presión sobre ellos. De este modo se puede eliminar la dolencia de un órgano determinado y el dolor de esos puntos se alivia tan pronto como se elimina la dolencia.

El dolor en un determinado punto del cuerpo puede ser un síntoma de algún trastorno en un órgano o algún sistema del cuerpo. Aplicando de una manera metódica la presión en ese punto se puede eliminar la enfermedad o el trastorno.

Efectos de la digitopuntura

• Fortalece la resistencia natural del cuerpo; de ese modo se normalizan las funciones de los pulmones, el corazón y el sistema digestivo.

- En los casos de alergia, minimiza e incluso neutraliza los efectos adversos de los alérgenos.
- La práctica regular de la digitopuntura puede sensibilizar el cuerpo frente a los efectos indeseados y adversos de la alergia e incluso llegar a curar la alergia.
- La digitopuntura también puede normalizar la capacidad respiratoria, las palpitaciones, la presión arterial, la temperatura corporal y el metabolismo.
- Con ella también se incrementa el número de glóbulos rojos y blancos de la sangre y las gammaglobulinas, y se reduce el colesterol y los triglicéridos (grasa en la sangre).
- Alivia el dolor de diferentes tipos: por ejemplo, el dolor de estómago, el de las articulaciones, el dolor de cabeza, de espalda, de dientes, esguinces, etcétera.
- Tiene también un efecto tranquilizante o sedante en el cerebro. Si se realiza un electroencefalograma en el transcurso de una sesión de digitopuntura, se observa una bajada de las ondas delta y theta.
- La depresión, la ansiedad, el estrés y la tensión se controlan con la digitopuntura dados los efectos que ésta tiene en el cerebro. Esto es también beneficioso contra la alergia.
- Los músculos y las articulaciones se fortalecen con la digitopuntura, y esto es útil para el tratamiento de la poliomielitis, la parálisis y otros trastornos neuromusculares.

Ventajas de la digitopuntura

- Es un tratamiento fácil, sencillo y efectivo.
- Puede realizarse en el propio domicilio.
- Puede realizarse tantas veces como se requiera.

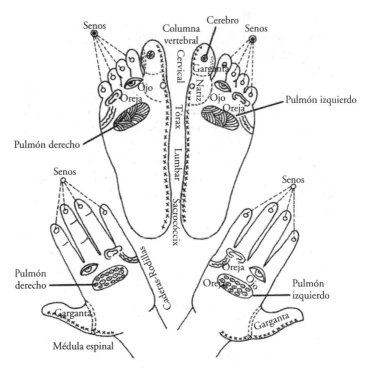

Centros reflejos para la alergia al polvo.

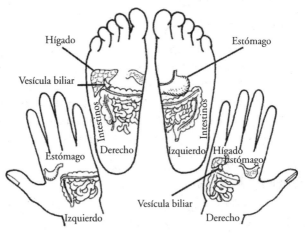

Centros reflejos para la alergia alimentaria.

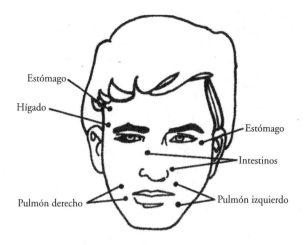

Puntos de digitopuntura para la alergia alimentaria.

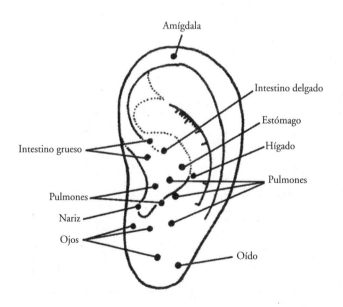

Puntos de digitopuntura en la oreja.

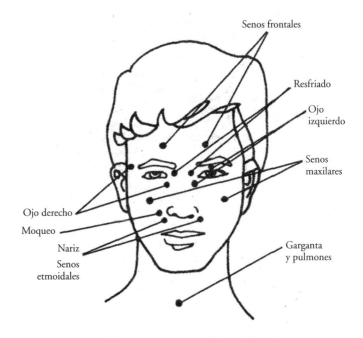

Puntos de digitopuntura para alergia del polvo.

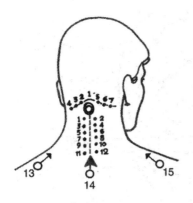

Puntos de digitopuntura para alergia alimentaria.

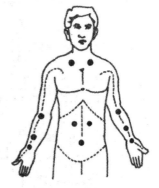

Centros reflejos para el asma.

136

- Para conseguir buenos resultados no es necesario gastar dinero.
- No tiene efectos secundarios.
- Con este tipo de tratamiento, la persona cuida su propia salud.
- En algunos casos, la digitopuntura puede utilizarse como primeros auxilios hasta que llegue el médico, o hasta que el paciente ingrese en un hospital.
- Previene las recaídas.
- Junto con otros tipos de tratamientos, proporciona un alivio rápido.
- Incrementa el rendimiento de los órganos y sistemas corporales y fortalece las articulaciones y los músculos.
- Incluso en enfermedades graves, evita que los síntomas empeoren.
- Facilita la comunicación o la curación táctil y establece una cordial relación entre médico y paciente.

Reflexología o terapia zonal

La reflexología es un tipo de tratamiento en el que se masajean determinadas zonas reflejas de manos y pies.

El cuerpo está dividido en diez zonas longitudinales. Trazando una línea recta que cruza el centro del cuerpo, éste puede dividirse en cinco zonas a cada lado del mismo. La zona abarca el pulgar, el brazo y el cerebro, y luego desciende al dedo gordo del pie; la zona dos va del dedo índice, sube por el brazo y desciende hasta el tercer dedo del pie.

Del mismo modo, las demás zonas de igual anchura discurren a través del cuerpo, de la parte frontal a la parte dorsal del mismo. Estas zonas son segmentos del cuerpo y no líneas finas, como en el caso de los meridianos de acupuntura. La línea que delimita cada zona va desde la membrana del dedo de la mano hasta la del pie. Cualquier parte del cuerpo que se encuentra en una determinada zona está vinculada a otra por medio del fluido energético de esa zona y, por lo tanto, afecta a esa otra parte.

El tratamiento se realiza presionando las zonas accesibles dentro del mismo segmento corporal. La presión se efectúa utilizando pinzas de la ropa, peines metálicos, gomas elásticas o punzones metálicos en los dedos de las manos y de los pies, en los tobillos, las muñecas, los codos o las rodillas. La presión ejercida puede ser de 1 a 9 kilogramos, durante un intervalo de tiempo que puede durar de 30 segundos a 5 minutos.

Las zonas reflejas de los pies y de las manos están divididas en zonas transversas. La zona uno comprende todas las partes del cuerpo por encima de la cintura escapular; la zona dos abarca desde dicha zona escapular hasta la cintura, y la zona tres incluye los órganos que se encuentran por debajo de la cintura.

Técnica de reflexología

Se flexiona el pulgar y, con el lateral y la punta del mismo, se presiona sobre la parte del pie o de la mano que se desea tratar. Los demás dedos de la mano descansan suavemente alrededor del pie.

Ciertos meridianos se encuentran en la planta del pie y el masaje en la dirección del flujo energético estimula el órgano correspondiente. Si se efectúa el masaje en dirección opuesta, proporciona un efecto relajante.

Puntos de digitopuntura en el tratamiento de la alergia

Existen en la acupuntura ciertos puntos y centros reflejos cuya presión aminora los síntomas alérgicos; *véanse* las figuras de las páginas 134-136.

16

Los prodigios de la cromoterapia o tratamiento con colores

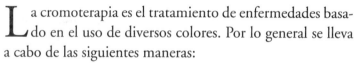

L a cromoterapia es el tratamiento de enfermedades basado en el uso de diversos colores. Por lo general se lleva a cabo de las siguientes maneras:

- Radiación directa del órgano o zona del cuerpo afectada.
- Aplicación de aceites, *ghee*, glicerina, impregnados del color específico para la parte afectada.
- Ingestión de agua irradiada con botellas de colores específicos.
- Utilización de medicamentos con determinados colores específicos.
- Ingestión de alimentos coloreados.
- Inhalación de gases introducidos en envases coloreados.
- Utilización de prendas de determinados colores.
- Vivir o dormir en una habitación pintada con colores determinados.

Cómo actúa

El color es una forma de energía que produce ciertos cambios fisiológicos en el cuerpo que ayudan a controlar la enfermedad y a mantener el cuerpo en forma. Según los cromoterapeutas, cada sistema orgánico tiene su propia energía vibratoria, de modo que la enfermedad sobreviene cuando falla esta energía. Con la aplicación de los colores adecuados se puede superar la enfermedad. La física moderna ha establecido que cada color tiene cierta longitud de onda de frecuencia y una energía asociada a ella. Así pues, el color que absorbemos afecta a nuestro sistema neuroendocrino y libera hormonas y neurotransmisores que controlan el proceso de la enfermedad.

Utilización de la cromoterapia en el tratamiento de la alergia

De los siete colores primarios del espectro de **Vibgyor**, ciertos colores son eficaces para el tratamiento de la alergia, según el tipo de alergia de que se trate.

Para la alergia **alimentaria**, la alergia **cutánea** y la alergia a las **picaduras** de insectos, los colores convencionalmente utilizados son el **azul** y el **verde**, mientras que para la alergia al **polvo** y la alergia **asmática** los colores más eficaces son el **naranja** y el **rojo**.

El **naranja** y el **rojo** tienen un efecto **estimulante**, mientras que el **verde** y el **azul** tienen un efecto **sedante** y ayudan a superar el proceso de la enfermedad. Por ello, estos colores son muy eficaces en el tratamiento de la alergia.

Estos colores actúan de las siguientes maneras:

- Ayudan a estimular las enzimas y las sustancias químicas que eliminan los efectos adversos de los diferentes tipos de alérgenos.

- Facilitan la digestión de los alimentos, incluidos aquellos que pueden ser alérgicos para los individuos, reforzando la función de las enzimas digestivas y anulando los efectos tóxicos de los alérgenos contenidos en los alimentos.
- Eliminan las toxinas del cuerpo y de la sangre.
- Activan el sistema respiratorio ayudando a expulsar los aeroalérgenos que provocan alergia al polvo y asma.
- Activan los sistemas excretores, como el sistema urinario y el linfático, y refuerzan el proceso de secreción de toxinas.
- Estos colores mejoran el estado de ánimo, acaban con la depresión y ayudan a superar el estrés.
- Controlan el nivel de azúcar en sangre, evitan el deterioro de la función pancreática y retrasan la aparición de trastornos.

Métodos de aplicación de la cromoterapia en el tratamiento de la alergia

Radiación directa

En una lámpara pequeña se enrosca una bombilla verde o azul, o bien se envuelve una bombilla incolora con celofán de estos colores. Los rayos de luz de la lámpara se aplican directamente en el abdomen de 10 a 15 minutos diarios para combatir la alergia alimentaria. Este mismo procedimiento se emplea en los casos de alergia **cutánea** y a las **picaduras** de insectos. En el caso de la alergia al **polvo** y del **asma**, se aplican el color naranja y el rojo en el pecho, la garganta y la espalda.

Aplicación local de aceite y ghee

Se utiliza una botella transparente o de color (según el tipo de alergia) llena de aceite de coco, de mostaza o de oliva o *ghee*, que se coloca en un estante de madera seca y se expone directamente al sol durante 45 días. Durante el día deberá estar expuesta a la luz solar, pero por la noche se colocará en un sitio protegido. En los días lluviosos o nublados puede utilizarse luz artificial.

Este aceite irradiado se utiliza para masajear el abdomen, el pecho, la garganta o la zona cutánea afectada.

Ingesta de agua irradiada

Siguiendo el procedimiento anterior, el agua puede irradiarse en botellas de los colores adecuados. Debe beberse en dosis de una taza a primera hora de la mañana, y media taza antes de la comida y la cena. Esto ayudará a eliminar los alérgenos del organismo.

Inhalación de «aire» coloreado

Se deja una botella de color rojo o naranja a la luz del sol durante una hora aproximadamente. Tras quitar el tapón, el «aire» de la botella se inhala durante unos cuantos minutos. Debe repetirse esta operación tres veces al día. Esta terapia mejorará la función del sistema respiratorio y ayudará en el tratamiento de la alergia al **polvo**.

Ingestión de alimentos coloreados

En el tratamiento de la alergia al **polvo** puede ayudar también la ingesta de frutas y verduras de color rojo o anaranjado, como por ejemplo calabaza, zanahorias, naranjas, albaricoques, melocotones, sandía, manzanas, bayas rojas, remolacha, rábanos, espinaca roja.

Puesto que el color azul y el verde relajan la mente y el cuerpo, consumir fruta y verdura de esos colores puede ser eficaz en casos de alergia **alimentaria** y alergia **cutánea**. Entre las frutas y verduras de esos colores están las ciruelas azules, arándanos, moras, uva negra, berenjena, brócoli morado, zanahoria morada, tallos de remolacha, violetas y diferentes vegetales de hoja verde y frutas.

Vestuario

Vestir ropa de color azul o verde puede ser muy eficaz para las personas que sufren alergia **alimentaria**, mientras que los colores rojo, naranja y también el amarillo ayudan a aquellos que tienen alergia al **polvo**. Usar pijamas o ropa de cama de los colores citados anteriormente puede reducir esas alergias. En caso de ataques asmáticos, atarse una cinta de algodón rojo escarlata en el antebrazo izquierdo, a la altura de la muñeca, o más arriba, da resultados espectaculares.

Colores en el dormitorio

Las paredes del dormitorio pintadas con los colores citados, así como presentes en los muebles y otros artículos, pueden obrar milagros. Si los pacientes visten pijamas a juego con los mismos colores que la ropa de cama, la iluminación... no tendrán ningún problema en controlar esas alergias.

17

¿Es beneficiosa la musicoterapia?

≈

La musicoterapia es un tipo de tratamiento que utiliza la música y los instrumentos musicales para restaurar, mantener y mejorar la salud física, mental y espiritual así como el bienestar general.

Beneficios de la musicoterapia

La terapia musical comporta los siguientes cambios o efectos positivos en los pacientes:

- Reduce la ansiedad y el estrés, llegando a producir relajación e incluso sueño.
- Combinada con anestesia o analgésicos, alivia el dolor y el malestar.
- Puede propiciar cambios positivos del comportamiento y los estados de ánimo.
- Contrarresta la aprensión y el miedo.
- Alivia la tensión muscular, relajando el cuerpo.
- La musicoterapia implica la participación activa del paciente en el tratamiento.

- Reduce la estancia en el hospital o la duración del tratamiento.
- Desarrolla lazos emocionales entre el paciente, su familia y los médicos.
- Es una terapia del gusto de todos.
- El periodo de tratamiento es un tiempo lleno de significado en sentido positivo y creativo.
- Mejora la capacidad de comunicación y la coordinación física en los pacientes discapacitados.

Aplicación médica de la musicoterapia

La musicoterapia es útil en el tratamiento de las siguientes enfermedades:

> *Trastornos del sueño, problemas de comportamiento infantil, retraso mental, tartamudeo y trastornos del habla, enfermedades psiquiátricas como neurosis de ansiedad, depresión, esquizofrenia, demencia, Alzheimer, artritis, hemiplejia, dolores agudos y crónicos, hipertensión arterial, poliomielitis, tinnitus, epilepsia, drogadicción y lesiones cerebrales.*

Cómo ayuda la musicoterapia a los pacientes alérgicos

- Incrementa la actividad digestiva y metabólica del organismo, aumentando la secreción de enzimas y hormonas. Esto puede contrarrestar los efectos nocivos de los alérgenos de los alimentos en los casos de alergia alimentaria.

- Refuerza el sistema inmunológico, ayudando a combatir los distintos tipos de alergia que se deben principalmente a trastornos del sistema inmunológico.
- La musicoterapia mejora la capacidad respiratoria y ayuda a eliminar o reducir los efectos adversos de los aeroalérgenos.
- Controla el estrés mental y la tensión, uno de los principales factores de la alergia, reduciendo los niveles de las hormonas del estrés.
- Estabiliza la presión arterial y el ritmo cardiaco, lo cual previene las cardiopatías. Se observa una mejora del rendimiento cardiaco y de la circulación sanguínea, vigorizando el cuerpo en su conjunto.
- La participación activa en la música y en la danza refuerza la actividad nerviosa y muscular y previene la aparición de trastornos neuromusculares.
- Proporciona una gran mejora del estado de ánimo y del comportamiento del paciente.
- Incrementa la sensación de bienestar y aporta optimismo.

Ragas útiles en el tratamiento de la alergia

Recientes investigaciones sobre la aplicación médica de la música han demostrado que los siguientes ragas (música india) son útiles en el tratamiento de la alergia:

> *Raga Kalingara, Raga Hindol, Raga Bhairav, Raga Kafi, Raga Hansdhwani, Raga Bihag, Raga Malkauns, Raga Ramkali, Raga Bahar, Raga Deshkar, Raga Lalit y Raga Jaijaiwanti.*

18

El papel del Vastu Shastra y del feng shui

≈

Vastu Shastra y feng shui

El Vastu Shastra se refiere a la antigua tradición india de emprender actividades y tareas prometedoras basadas en los cuatro puntos cardinales –norte, sur, este y oeste– o durante la construcción de una casa. El feng shui es un antiquísimo arte chino para vivir en armonía con el entorno. En él se utiliza el «chi» (energía) para determinar los factores positivos y negativos del ambiente de una vivienda, una oficina, un edificio o una fábrica.

Filosofía básica

El Vastu Shastra se basa en los conceptos fundamentales de la energía solar, que alcanza su máxima fuerza en el este y ciertas zonas o direcciones beneficiosas relacionadas con Brahma, Vishnu y Shiva. El feng shui se basa en la teoría de que existe una energía invisible que fluye por todo el universo, a través de nuestro cuerpo, del alimento que comemos, de nuestra casa, del lugar donde trabajamos y del entorno que nos rodea. En la India se denomina «prana»; en China, «chi» y en Japón, «ki».

De acuerdo con un plano o «bagua», el espacio vital se divide en nueve zonas: profesión, conocimiento, salud, riqueza, fama, relaciones, hijos, viajes y buena suerte. Un aporte de energía en estas respectivas zonas puede potenciar estas cualidades de la vida.

Sur

Riqueza	Fama	Relaciones
Salud	Buena suerte	Hijos
Conocimiento	Profesión	Viajes

Oeste (izquierda) **Este** (derecha)

Norte

Cómo actúa

Actúa principalmente a través de juegos de colores, distribución de muebles, iluminación, plantas, objetos como esculturas, pinturas y otras obras de arte. A fin de que produzcan el efecto deseado, deben distribuirse en armonía con las fuerzas de la naturaleza o la energía cósmica. De este modo, uno puede mejorar su salud, aumentar su patrimonio, impulsar las relaciones, el conocimiento, progresar en su profesión, etcétera.

Normas para el tratamiento de la alergia con el Vastu y el feng shui

La **zona de la salud** o la **porción oriental de la casa** debe organizarse de tal manera que todo el mundo, especialmente aquellos que sufran alergia, puedan vivir de un modo saludable durante toda la vida. Las medidas para ello se indican en las páginas siguientes.

- La habitación debe ser muy luminosa a fin de incrementar el fluido del «chi» en esta parte de la casa.
- Las plantas favorecen la buena salud y deben estar presentes en la habitación.
- Conviene colocar en esta zona de salud fotografías de los miembros de la familia y objetos regalados por parientes, amigos y seres queridos.
- Los acuarios y los cuadros que representan lagos, ríos, arroyos o cascadas contribuyen al bienestar de los habitantes de la casa.
- La instalación de móviles metálicos con barras huecas en la entrada de la casa o en la parte oriental de la misma ayuda a que fluya el «chi» y elimina todas las influencias negativas, especialmente la mala salud.
- Dejar encendida por la noche una bombilla o una vela de color amarilla o naranja en esta zona es también muy útil.
- Las paredes pintadas de naranja o amarillo ayudan a que todos los habitantes de la casa se mantengan bien y en forma.
- No debe haber trastos ni cosas inútiles en esta zona, pues ello impide que la energía fluya libremente.
- Se puede incrementar la energía de la atmósfera de esta zona quemando de modo regular incienso o con algunos cantos (*havan* o *kirtan*).

Normas para el dormitorio y otras zonas de la casa
- El dormitorio debe estar orientado hacia el suroeste de la casa, zona que se conoce como la del matrimonio y la felicidad romántica.
- Si no es posible situar el dormitorio en esta zona, la cama debe colocarse con la cabecera mirando hacia el

sur o el suroeste. Esto permite que la energía «chi» fluya por el cuerpo mientras se duerme.

- La cabeza y los pies no deben apuntar hacia la puerta, pues esto es lo que se denomina la «posición del féretro».
- Si hay un baño o aseo adjunto al dormitorio, los ocupantes no deben dormir encarados a él, porque respirarán el «chi» negativo durante la noche.
- La cama no debe situarse debajo de una viga vista. En caso de que no haya otra alternativa, la cama se situará de tal manera que la viga quede paralela a la cama y no la cruce. Una solución consiste en colgar de la viga dos flautas de bambú atadas con una cinta o un cordón rojo.
- El dormitorio debe recibir suficiente luz durante la mañana, mientras que las cortinas deben correrse por la tarde y por la noche.
- El tocador debe estar encarado al suroeste, pero nunca a los pies de la cama.
- En el dormitorio nunca debe dejarse nada relacionado con el trabajo o la oficina.
- Los móviles con las barras huecas en el dormitorio, al moverse hacen que fluya el «chi» beneficioso por la casa. Alternativamente, puede colgarse un cristal que proporcionará energía positiva y evitará las pesadillas.
- Las luces de color mencionadas en el capítulo de la cromoterapia y las paredes del dormitorio pintadas con los colores citados crearán una atmósfera relajada y evitarán problemas de salud. Encender cada noche una velita de color azul o violeta en el dormitorio es también muy útil.

- Deben apagarse todos los aparatos eléctricos del dormitorio durante la noche, o bien las personas que duerman allí deben mantenerse como mínimo a una distancia de un metro de los mismos. Así se evitan los campos electromagnéticos o radiaciones.
- Un hibisco en el dormitorio favorece la compatibilidad sexual y es antiestresante. El jazmín está considerado afrodisíaco y antidepresivo. La planta llamada tulsi o albahaca morada, ayuda a mantener alejados los malos espíritus y detiene la energía negativa de cualquier visita que entre en la casa.
- El baño y el aseo no deben estar situados en la parte norte de la casa. En caso de que sea así, hay que evitar usarlo o mantener la tapa del inodoro bajada y la puerta cerrada. Debe colocarse un espejo grande fuera de la puerta a fin de hacerlo desaparecer simbólicamente.

Índice

Agradecimientos 5
Prólogo 7
1. Qué es la alergia 9
2. Tipos de alergia....................... 13
3. Efectos de la alergia en el cuerpo............ 21
4. Indicios y síntomas de la alergia 33
5. Complicaciones de la alergia 41
6. Efectos de los cambios estacionales en la alergia 45
7. Métodos diagnósticos de la alergia 47
8. Función de la dieta y del cambio de estilo
   de vida en el tratamiento de la alergia 51
9. Tratamiento convencional o alopático........ 55
10. ¿Es el yoga una respuesta a la alergia? 65
11. El aporte de la medicina natural 95
12. El aporte de la medicina ayurvédica en el
    control de la alergia 109
13. Tratamiento homeopático de la alergia 119
14. ¿Es la magnetoterapia una solución? 125
15. Beneficios de la digitopuntura y la reflexología
    o terapia zonal........................ 131

16. Los prodigios de la cromoterapia o tratamiento
    con colores 141
17. ¿Es beneficiosa la musicoterapia? 147
18. El papel del Vastu Shastra y del feng shui 151